Eureka! The Essence of Lung Ultrasound

こういうことだったのか!!

肺エコー

恒石　鉄兵　著
小尾口邦彦

京都府立医科大学
麻酔科学教室・集中治療部

中外医学社

肺エコー沼への招待状

　研修医の頃から何となくエコーが好きで，空き時間に同期達とERの片隅でエコーの当て合いっこをしていたのが懐かしいです．とはいえ，なかなかまとまったエコー教育を受ける機会もなく，参考書を片手にみんなで「こんな感じかなー？」とか言いながら見様見真似でエコーをやっているつもりになっていました．今思えば荒野の中をコンパスなしで彷徨うような有様でした．

　初期研修終了後，救急研修を経て呼吸器内科医となり，そこで肺エコーに本格的に取り組み始め，たくさんの失敗と少々の成功体験を重ねました．さらにその後，ベストセラー作家 小尾口邦彦先生のもとで集中治療医としての歩みを始め，どっぷりとエコー沼にハマっていきました．その頃くらいから，かつての私と同じようにエコーの荒野を彷徨う後輩医師達の助けになればと，自分の勉強したこと，経験したこと（主に失敗談）を伝えることにも力を入れ始めました．

　そしてある日，とうとう「今までにないエコーの本を書かへん？」とお誘いを受け，今回共著者として参加させて頂くことになりました．研修医の頃から小尾口先生の本で勉強させてもらっていた自分がまさか一緒に本を書かせてもらえるとは，人生何があるかわからないものです．ということで，今回先生の胸を借りるつもりで楽しく執筆させて頂きました．

　さて，本書に込めたコンセプトは「決して肺エコー至上主義ではない」ということです．本文中でも繰り返し強調しています．私は肺エコーを愛してはいますが，あくまで迅速かつ正確な診断・治療が最優先です．したがって，肺エコーに拘って時間をかけるよりも適切な検査があれば迷わずそちらを優先させるべきですし，また病歴・身体所見も重要視します．そうした中でエコーならではのメリットを活かして日々の診療を向上させたいという日頃からの思いを込めたつもりです．

　また，実際に肺エコーをしていて騙されやすい点や，ちょっとした評価のポイントなど，意外と他書ではあまり触れられていないような内容も盛り込んでいます．肺エコーをやり始めた初学者の方から，「ある程度慣れてはきたけどもう少し理解を深めたい」という中級者の方まで，読んでみてよかったと思ってもらえ

るはずです．

　最後に，本書を手に取られる方は，年次的に進路選択について色々と迷われることも多いかと思われます．正解はないとは思いますが，やはり好きなことを深めて「オタクを目指す」というのは一つの道かも知れません．最近は「〇〇沼にハマる」という表現のほうがしっくりくるでしょうか．回り道をしながらも「エコー沼」の住人となった私は，もちろん日々良いことも，辛いこともあったりしますが，とくに後悔することもなく楽しい日々を過ごさせてもらっています．本書をきっかけに，新たな沼の住人が誕生することを楽しみにお待ちしています．

　　2022 年 10 月

　　　　　　　　　　　　　　　　　　　　　　　　　　　　恒石　鉄兵

若き才能と出会って

肺エコーは 2014 年に日本に紹介されたばかりの比較的新しい分野です.

筆者とともに ICU 業務に取り組む恒石鉄兵医師が,ある日研修医に向けて肺エコーについて熱く指導していました.新しい分野に並々ならぬ興味を持つことに気がついた瞬間です.

「その知識を言語化しようよ」が本書のスタートです.

また,肺エコーは,気胸,呼吸障害,心不全,肺血栓塞栓症,深部静脈血栓症…と多くの疾患に関連します.それらに対して従来行われてきた診断方法に肺エコーをどのように組み合わせるか俯瞰的に理解することが,肺エコーに取り組む上で重要です.

例えば,EFAST(extended FAST)があります.FAST(focused assessment with sonography for trauma)は外傷の初期診療において必須といえる手技であり,近年それに肺エコーを組み込んだのが EFAST です.

指導医から「EFAST やっといてや〜」と"指導"された若手医師は多いのではないでしょうか.EFAST のリアルとは,その手技だけでなく,外傷診療の系統だった流れの中でどのように行われるのかを理解して初めて意味を持つものとなります.

本書においては,肺エコーの解説を前半に,後半においては周辺知識との統合に力を置きました.

本書における「筆者」は,恒石医師であることもあれば,古だぬき(筆者)であることもあります.そこらへん,あまり気にせず読み進めてください.

筆者が自身の経験や知識を世に問うようになってから約 10 年が経ちました.次の 10 年は若き才能が世に出ることのアシストをしたいと夢想しています.

2022 年 10 月

小尾口 邦彦

目　次

CHAPTER 01　肺エコーの基本
　　　　　　　まず胸膜コンプレックスとAラインを理解する ⋯⋯ 1

- 肺エコーとは虚構の中から真実を拾い出す作業
- まずは胸膜コンプレックスを同定する
- A ライン
　本当に空気が超音波を跳ね返すの？ 〜コウモリのパラドックス〜
　音波の性質
　エアエコー実験
　ゼリーを塗ったエアエコー実験

CHAPTER 02　肺エコー
　　　　　　　縦線Bラインとその仲間たちを理解する ⋯⋯⋯⋯⋯ 13

- B ライン
　肺の構造の復習
　B ラインの意味
　B ラインもAラインと同様に虚像
　B ラインの特徴をしっかり押さえる
- B ライン以外の縦線 lung comet などとの鑑別が重要
- 皮下気腫を示唆するEライン
- 肺エコーによるコンソリデーションの評価

CHAPTER 03　肺エコーは胸膜コンプレックスにフォーカスを あわせることから始まることを知る ················· 22

- リニアプローブ
  Spatial compound
- オンボロエコーは肺エコーに向いているかも？
  エコー深度（depth）
  フォーカス
- セクタープローブ
- コンベックスプローブ
- 筆者の肺エコープローブの使い分け
- プローブの当て方のコツ
  胸膜コンプレックス同定を怠ると…

CHAPTER 04　肺エコーを用いた呼吸障害の原因検索と 臨床推論　BLUE-protocol ················· 35

- 避けては通れぬ BLUE-protocol
  Lung sliding の確認がスタート
  A プロファイル，B プロファイル，C プロファイル，A/B プロファイル
  PLAPS（posterolateral alveolar and/or pleural syndrome）
- BLUE-protocol はあくまで短時間で病気の目星をつけるツール

CHAPTER 05　肺エコープローブを 当てる部位と当てるコツ ················· 40

- 肺エコープローブを当てる部位
- BLUE-protocol 提唱部位
- 肺エコーにおけるプローブの当て方のコツ
- 基本が大切　肺エコー画像①
- 基本が大切　肺エコー画像②

CHAPTER 06 心原性肺水腫と非心原性肺水腫 ······· 44

CHAPTER 07 肺エコーと緊張性気胸 ······· 47

- 緊張性気胸の身体診察
  身体診察と肺エコーのどちらを優先させる？
  肺エコーによる気胸診断の実際
- 肺エコーによる気胸診断のピットフォール
  Lung sliding がない⇒気胸，seashore sign の消失⇒気胸　ではない
  Lung point がなければ？
  Lung sliding がない B プロファイル
  前胸部における lung sliding の観察は難しい

コラム 肺エコーによる気胸評価を経験するために　57

CHAPTER 08 偽 lung point に騙されるな！ ······· 58

① 生理学的 lung point
② 偽 lung point
③ Bleb point

CHAPTER 09 緊張性気胸と緊急脱気 ······· 63

- 緊張性気胸の診断方法
  非挿管患者の緊張性気胸の症状と頻度
  進行した緊張性気胸の症状と頻度
  人工呼吸管理中患者における緊張性気胸の症状と頻度
  救急医療テキストで語られる緊張性気胸
  偽性気胸（pseudopneumothorax）
- 「緊張性気胸を疑えば即脱気」をすればよいのか？

CHAPTER 10   偽性緊張性気胸？ ···································· 70

- 緊張性気胸 or 痰詰まり??
- 偽性緊張性気胸？
- 痰詰まりによる偽性緊張性気胸
  気道閉塞（痰詰まり）による偽性緊張性気胸の診断精度を高めるために
- 片肺挿管にも注意
- 人工呼吸管理中トラブルの標語 DOPE・いきつめ

CHAPTER 11   肺エコーで肺炎に挑む ·························· 79

- 肺エコーを用いて肺炎を診断する（…こともある）
  心不全っぽいのか肺炎っぽいのか肺エコーで方向性がわかることに意義がある
  肺エコーにおいて胸水とコンソリデーションの鑑別が困難であるとき

CHAPTER 12   肺エコーを炎症肺と非炎症肺の鑑別に活用する···84

- 炎症肺か非炎症肺かの鑑別に肺エコーを活用する
- 肺エコーの胸膜面に注目
- 心原性肺水腫を見抜く！

CHAPTER 13   重症肺血栓塞栓症の診断・治療を整理する ·········· 88

- 肺梗塞と肺塞栓症
  造影 CT 撮影前，初期診療において肺塞栓症を疑う所見
- 肺塞栓症を想起したら即時心エコーはマスト業務
- 静脈血栓症と動脈血栓症
  日本と海外では血栓溶解薬の認可状況が異なる
  急性心筋梗塞に対しての血栓溶解療法
- ショック状態の肺塞栓症には血栓溶解薬の積極使用を考えたい
  肺塞栓症に対する血栓溶解薬使用の実際
  肺塞栓症に対する抗凝固療法

CHAPTER 14　アバウト下肢静脈エコーを学ぶ ················· 100

- アバウト下肢静脈エコーのススメ
- 下肢静脈エコーで血栓を探す！
  血管へカテーテルがうまく入らないときにも…
- 下肢静脈の部位による DVT の名称
  DVT の発生と進展
  プロの下肢静脈エコーと一般医レベルの下肢静脈エコー
- 下肢静脈血栓を簡易的に探す 2 point study
  ポイント 1
  ポイント 2
  2 point study の意義
- DVT 治療
  下大静脈フィルター（IVC フィルター）
  IVC フィルターは決して侵襲性が低いデバイスではない
  IVC フィルターの適応

CHAPTER 15　肺エコーを日々の病棟管理に活用する ··············· 114

- 水が入りすぎかなあ？　もっと除水したほうがいいのかな？
- 肺炎はよくなっている？　つぶれた肺は開いている？

CHAPTER 16　横隔膜をエコーで評価する ················· 117

- 横隔膜エコー
- 横隔神経麻痺も評価できる
  肺保護換気
  VIDD
- 横隔膜保護換気と横隔膜機能評価
  肺保護換気と横隔膜保護換気はときとして両立し得ない

CHAPTER 17 エコーを胸腔穿刺・胸腔ドレーン留置に活用する
.... 123

- 胸腔穿刺・胸腔ドレーン留置時にエコーは必須
  胸腔穿刺部位
  胸腔ドレーン留置の実際
  胸腔ドレーンの固定は意外に難しい
  エコー本体の位置も重要

CHAPTER 18 外傷初療と FAST と EFAST 131

- 事前準備と第一印象の把握
- Primary survey
  A（Airway，気道）の評価と気道確保
  B（Breathing，呼吸）の評価と致死的な胸部外傷の処置
  C は評価だけでなくマスト業務が多くある
  C（Circulation，循環）の評価
  C における活動性出血の止血（外出血のコントロール）
  C における静脈路確保・輸血の準備
  C における画像による内出血の検索：胸部・骨盤部 X 線写真
  C における画像による内出血の検索：FAST
  EFAST
  Primary survey に頭部 CT 画像は入らない
  切迫する D の評価
  Exposure and environmental control（脱衣と体温管理）
  Primary survey の総括
- Secondary survey
  FAST・EFAST の実践機会は膨大にある

索 引　　144

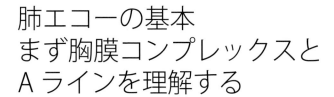

肺エコーの基本
まず胸膜コンプレックスと
Aラインを理解する

肺エコーとは虚構の中から真実を拾い出す作業

　　肺エコーでみているものは何でしょうか？ 肺そのものをみている　と捉えられがちです.

　　超音波は，空気があると跳ね返され，それ以上先に進むことはできません. この表現の含蓄（深い意味）は後ほど解説します.

　　プローブから発射された超音波ビームは，皮下組織，筋肉，壁側・臓側胸膜（いわば肺表面の皮）まで機嫌よく突き進みますが，そこまでです. 臓側胸膜の先にはたくさんの肺胞があり，空気が満ち溢れています. 空気をニガテとする超音波ビームはそこから先に進むことができず，バチーンと跳ね返されて来た道を引き返すことになります **図1**.

　　私達が**実像としてみることができるのは，あくまで胸膜まで**です. ただしエコー画像にそこから先は何も映らずすべて真っ黒になるかというとそうではありません. 胸膜より先にも構造物が何かあるように映りま

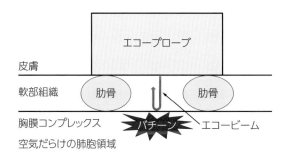

図1　**跳ね返されるエコービーム**
軟部組織を突き進んだビームは肺胞領域の空気という壁に跳ね返されて来た道を戻る.

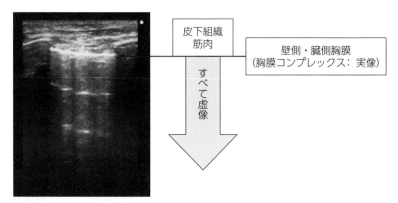

皮下組織
筋肉

壁側・臓側胸膜
（胸膜コンプレックス：実像）

すべて虚像

図2 肺エコーの典型像
胸部にリニアプローブを当てて観察．肺の中に水平線が横縞柄のように並んでいる（虚像）．

す **図2**．これを肺実質と誤解しやすいのですが，すべてエコーの反射や増強が織りなす虚像にすぎません．肺エコー画面の大半は虚像が占めるということになります．この虚像をどう解釈するか？ がポイントです．もちろん，肺炎の際のコンソリデーションや胸水などの実像も重要なポイントとなり得ます．

嘘とは何か．それは変装した真実にすぎない（バイロン）．

虚構の中から真実を拾い出す作業こそが肺エコーなのです．

> **肺エコーを理解するための point**
> ・空気はエコービームを打ち返す！
> ・肺エコーでみえるのは臓側胸膜まで．その先は通常すべて虚像！
> （胸水，コンソリデーションなどがあれは実像としてみえる）

肺エコーの基本的な観察ポイントについて以後，整理します．
何がみえているのか？ それが何を意味するか？ を知る必要があります．

JCOPY 498-13058

まずは胸膜コンプレックスを同定する

　肺エコーにおいて胸膜コンプレックスの同定がファーストステップです.

　壁側胸膜と臓側胸膜の2枚の膜が重なってできる白く輝く線があります **図3**. 密着する2枚の膜によるラインであり，胸膜コンプレックス (complex: 複合体) とよびます.

　まずこのラインを必死で探します. 慣れが必要であり，自信をもって同定できるまでにやや時間を要します. 筋層にも線状にみえる組織があり，慣れないうちはうっかり「これが胸膜コンプレックスだ」と判断しがちです **図4**. 筆者自身，この間違いをおかし正常肺にもかかわらず「大変！気胸だー！」と大騒ぎした末に胸部X線写真・胸部CT画像によって完全否定され大恥をかいたことがあります.「早まって胸腔穿刺をしなくてよかった…」と心底思います.

　恥ずかしい過去のおかげで，胸膜コンプレックスをきちんと探す癖がつきました.

　プローブをあえて肋骨を乗り越えるように当てます **図5a**. **バットサイン**とよばれる画像を出します **図5b**. 2つの肋骨のラインがコウモリ (bat) の羽，胸膜コンプレックスが頭となり，まさにコウモリが羽を広

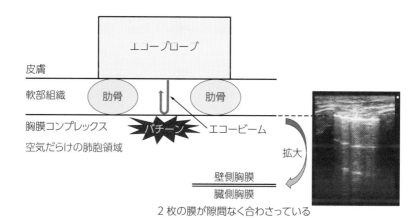

図3　胸膜コンプレックスとは
胸膜で跳ね返されたエコービームが，プローブに胸膜の映像を届ける. 胸膜は白く輝く水平線として描出される.

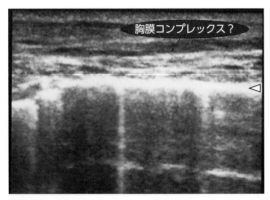

図4　胸膜コンプレックスはどれ？
筋層の中に水平に伸びる線がみえる．慣れないうちは胸膜コンプレックスと誤認しかねないが，実際の胸膜コンプレックスはもう少し深い（◁）．

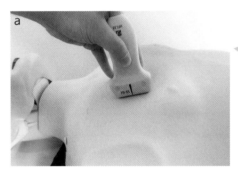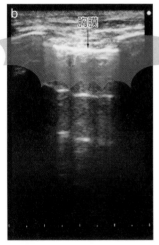

図5　バットサインの描出
a）プローブの当て方．肋骨を跨ぎ，画像中央に胸膜を位置する．
b）バットサイン．羽（肋骨）を広げたコウモリの頭の部分が胸膜．

げて飛んでいるようにみえます．え？ みえませんか？ バットサイン…，バットサイン…，と思いながら鍛錬を続けるとまもなくそのようにみえてきます！！ **コウモリの頭部の白く光る線**が胸膜コンプレックスです．胸膜コンプレックスの白い線をしっかり観察しましょう．呼吸にあわせて左

4

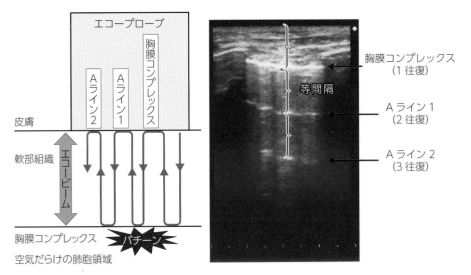

図6 A ライン形成の仕組み
プローブと胸膜の間をエコービームが往復するため胸膜の実像に加えて次々と虚像が描かれる．本図におい
て「胸膜コンプレックス」「A ライン1」「A ライン2」は，実際にはプローブの同一部位であり，エコービー
ムも同一直線上を往復する．

右にずれるように動きます（lung sliding）．Lung sliding がある＝壁側・
臓側胸膜が接している（胸膜コンプレックス）といえます．

　この胸膜の lung sliding がみられないことがあります．当然，あるは
ずの胸膜コンプレックスがない⇒異常サイン　です．後述します．

　**肺エコーは胸膜と，それが作り出す虚像を解釈するテクニックです．ま
ず胸膜コンプレックス描出を意識することが重要です．**

> **エコーで胸膜を同定するコツ**
> バットサインを出してコウモリの頭を探す！

A ライン 図6

　胸膜コンプレックス同定の次の段階です．胸膜の先に横縞のようなライ
ンが，横断歩道のように並びます．これが **A ライン**です．

なぜ A ラインができるのか？　**図6** をみながら考えてみましょう.

①プローブから発射されたビームは軟部組織を突き進み, 臓側胸膜までたどり着きます. その向こうは肺であり大量の空気があります. **「空気はエコービームを打ち返す！」** を思い出してください. ビームは胸膜まで進みバチーン！ と打ち返され, 来た道を真っ直ぐ引き返します. そしてプローブに戻り, エコー装置が認識し, 胸膜コンプレックスの像を描きます. これはまさに実像です.

②ビームの旅はまだ終わりません. 軟部組織と大きく性質の異なるエコープローブがカタ〜イ壁のように立ちはだかり, 戻って来たビームは反射され 2 回目の旅に出かけまた戻ってきます. こうしてできた像が A ライン 1 です. ①に比べて 2 倍の距離を通過したので, 装置は①の胸膜コンプレックスの実像の 2 倍の深さと認識し, ①の 2 倍の深さとなります. これは虚像です.

③さらにビームの旅は続きます. またまたプローブに跳ね返され 3 回目の旅に出かけ A ライン 2 として描出されます. ①に比べて 3 倍の距離を通過したので, 装置は①の胸膜の実像の 3 倍の深さと認識し, ①の 3 倍の深さです. もちろんこれも虚像です. 旅はこれで終わらず 4 回目の旅…, となります. さすがにビームが減衰するので A ラインはみえてもせいぜい 3〜4 本ぐらいまでです.

　胸壁表面⇔胸膜コンプレックス⇔ A ライン 1 ⇔ A ライン 2 が等間隔であることに注目してください. ときに胸膜コンプレックスがわかりづらいときがありますが, A ラインを手がかりに等間隔ルールを利用することで胸膜コンプレックスをみつけることもできます.

　このように, プローブと胸膜コンプレックスの間でエコービームがまっすぐ往復することで作られるのが**横断歩道のような縞模様**, A ラインです. そして A ラインはすべて胸膜コンプレックスの虚像です. 決して肺の中に縞模様はありません.

　A ラインがはっきりとみえる⇒ビームがよく跳ね返されている⇒胸膜の向こう側に空気がたくさんあることを示唆します.

　「はっきり A ライン」は正常所見でも, 異常所見（肺の過膨張, 気胸）でもどちらでもあり得ます. 逆に肺水腫で水分が多い状態である, あるいは炎症によって肺胞がつぶれかけであると, 胸膜の向こう側の空気の量が減るのでエコービームをバチーンと跳ね返すパワーが弱まり, あるいは B

6

JCOPY 498-13058

ライン（次 chapter で解説）という縦線にかき消されAラインははっきりとみえなくなります.

> **Aラインの正体**
> 　Aラインは胸膜の虚像. そして胸膜の向こう側に空気がたくさんあることを示す.

本当に空気が超音波を跳ね返すの？ 〜コウモリのパラドックス〜

　「空気がエコービームをバチーンと跳ね返す」という表現を疑問に思う読者もいるのではないでしょうか.「空気はエコーを吸収するので跳ね返さない」といった反論がときにあります.

　コウモリを例に考えてみましょう. コウモリは喉の奥で作った超音波（エコービーム）を口から放ち, 跳ね返ってきた超音波から周囲の障害物などの情報を得ます. 暗闇の中をあたかも目がみえているかのように自由に飛び回ります **図7**. 超音波を脳内で処理することで我々のエコー検査と同様に, 超音波情報を映像としてみているのでしょう.

　もし空気がエコービームをバチーンと跳ね返すのであれば, コウモリが発する超音波も体から出た瞬間にすべてバチーンと跳ね返されます. コウモリは周囲の情報を得ることができず, まともに飛ぶことができなくなります. また「空気はエコーを吸収するのであって跳ね返さない」のであれば周囲の情報が得られずこの場合もやはり飛ぶことはできません. しかしコウモリは超音波を利用し飛んでいます.

　肺エコーにおいてエコービームは胸膜を越えて原則進むことができずに

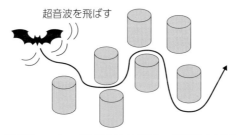

超音波を飛ばす

図7　コウモリは超音波を利用して障害物を回避

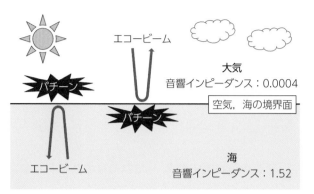

エコービーム

大気
音響インピーダンス：0.0004

空気，海の境界面

バチーン

バチーン

エコービーム

海
音響インピーダンス：1.52

図8 音響インピーダンスが極端に異なる物質の境界面では
エコーはほぼ完全に反射される

跳ね返され，結果として **図6** のような A ラインという情報を描きます．
肺エコーにおいて何がビームを跳ね返すのか？ 胸膜？
もし胸膜がエコービームを完全に跳ね返してしまうのならば心不全など
で胸水が貯留したときであってもエコーで胸水が一切みえないことになり
ます（胸水は必ず壁側胸膜の向こう側にあります）．

音波の性質

音波の性質をごく簡単におさらいしましょう．
音波は世の中のありとあらゆる物質を介して伝わりますが，物質ごとに
異なる音響インピーダンスという値があります．難しそうな用語ですが，
音波が物質を伝わる際の抵抗のようなものと理解してください．
　音響インピーダンスが異なる物質の境界面では音波の反射が起きること
が重要です．そして，インピーダンスの差が大きいほど反射率が大きくな
ります．
例えば海と大気（空気）のインピーダンスは全く異なります **図8**.
よって大気側から発せられた音は海面でほぼすべてが跳ね返され，あるい
は水中から発せられた音はほぼすべて海面で跳ね返されます．
皮膚軟部組織の音響インピーダンスは $1.35 \sim 1.7 \mathrm{Pa} \cdot \mathrm{s/m^3}$ 程度です．
一方，肺の中を満たしている空気のインピーダンスは $0.0004 \mathrm{Pa} \cdot \mathrm{s/m^3}$
程度とされます．インピーダンスが 4,000 倍も異なります！ これほどの

JCOPY 498-13058

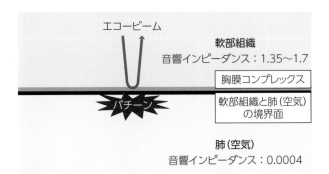

図9　肺エコーにおけるエコービームの反射
軟部組織と肺（空気）の境界面を黒線で強調しているが，実際には厚み
をもたない面.

開きがあると，軟部組織と空気との境界面において音波はほぼ100％反
射されます **図9**. これが胸膜コンプレックスと空気の境界面で起こって
いることです.
　肺エコーにおいて空気がエコービームを跳ね返すのではなく，**空気と胸
膜コンプレックスの境界面がバチーンと跳ね返しているのです**.

エアエコー実験

　簡単な実験をしてみましょう.
　リニアプローブをどこにも当てずに空中で宙ぶらりんにするとどのよう
な像が得られるでしょうか. 是非読者も愛用エコーで検証してください.
　水平線が繰り返されています **図10**. 見覚えがある画像，Aラインで
す. ただしいつものAラインに比べて間隔が非常に狭いです.
　Aラインはプローブから出たエコービームが空気と胸膜コンプレック
スとの境界面で跳ね返され，さらにまたプローブで跳ね返されて…と往復
することで作られる像でした. エアエコー **図10** において，なぜAラ
インが得られるのでしょうか？
　プローブ表面はエコービームを発生・検知する振動子と音響整合層と音
響レンズの3層構造です **図11**. 音響レンズと音響整合層にはエコーの
分解能の向上や，生体との間で効率よくビームを伝える役割がありま
す[1]. 振動子を出発したエコービームは即空中に飛び出すのではなく，2

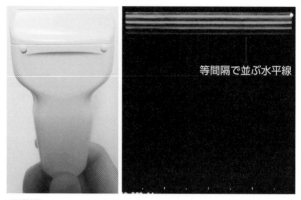

等間隔で並ぶ水平線

図10 **空中で宙ぶらりんにしたプローブ**
プローブ先は何にも接触していない．Aラインのような水平線が狭い
範囲で並ぶ．

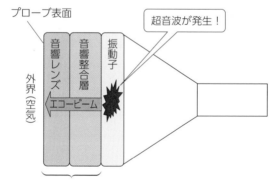

プローブ表面

超音波が発生！

音響レンズ　音響整合層　振動子

外界（空気）

エコービーム

エコービームが外に出るまでに通る層

図11 **エコープローブの構造**
振動子で発生した超音波は音響整合層と音響レンズを通ってか
ら外界に出る．

つの層を通過してから空気とぶつかります．

これがミソです．プローブ内スペースと外界である空気との間に音響イ
ンピーダンスの大きく異なる境界面が生じてしまうのです．このような境
界面では，エコービームはバチーンと反射されます．そして何度も往復す
ることでAラインと同じ像が得られます．もし振動子が空気に剥き出し
になっていれば，空気に直接飛び出したエコービームは全反射されること

10

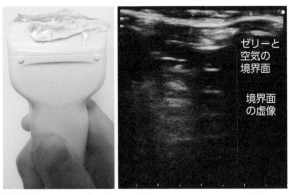

図12　プローブにゼリーを乗せたエアエコー with ゼリー
ゼリーと空気の境界面が A ラインのような虚像を作る.

なく減衰しながら進んでいくでしょう.

ゼリーを塗ったエアエコー実験

　実験をもう 1 つしましょう.
　プローブにゼリーを乗せて空中に宙ぶらりんにします.
　先の実験より間隔が広い A ライン画像が得られました **図12**.
　ゼリーとプローブの音響インピーダンス差は小さいです（これがゼリーの意義です）. エコービームはゼリーまで機嫌よく進みます. しかし, その先には空気があります. ゼリーと空気の境界面はやはり音響インピーダンスは大きく異なるのでエコービームが跳ね返され, 行ったり来たりが始まります. A ラインが描かれます.
　エコービームを跳ね返すのは音響インピーダンスの大きく異なる物質の境界面であることを理解できたでしょうか？
　さて前述のコウモリはというと, 喉の奥から直接超音波を空中に発することで, エコービームが全反射されることなく空気中を進み（超音波発生源と空気との間に境界面が生じない）, 映像情報を取ることができるのです. 深いですね〜.

【参考文献】
1）宮下俊彦. 超音波振動子の特性適応技術による医療用診断装置の性能向上. 日本
　無線技報. 2020; 71: 62-6.

JCOPY 498-13058

肺エコー　縦線 B ラインと
その仲間たちを理解する

前 chapter で A ラインを解説しました．本 chapter において B ラインの解説をします．肺エコーにおいて，B ラインの解釈能力が非常に重要です．

B ライン

胸膜コンプレックス，A ラインに加えて，もう 1 つの重要な所見は B ラインです．

A ラインは水平方向の線ですが，B ラインはこれと直交する垂直方向の線としてみられます **図1**．一見すると非常にわかりやすい所見ですが，非常に混乱しやすい所見でもあります．後述します．

肺の構造の復習

肺の最も小さい構成単位が肺胞です．いくつかの肺胞が集まり，その周囲を小葉間隔壁が取り囲んで二次小葉という単位を作ります．二次小葉の中心には肺動脈の末梢の細い枝と気管支末梢の非常に細い枝が存在し，また小葉間隔壁の中をリンパ管や肺静脈が通っています **図2**．比較的規則正しく分布し，CT 画像において

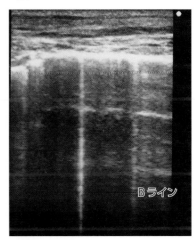

図1　B ライン
胸膜から画面の下まで減衰することなく伸びる縦線．横縞（A ライン）をかき消すように進む．

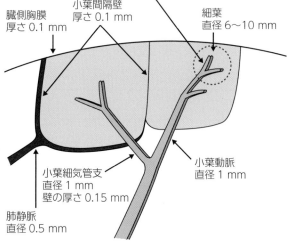

細葉動脈・細気管支　直径 0.5 mm
細気管支壁　厚さ 0.05〜0.1 mm

小葉間隔壁
厚さ 0.1 mm

臓側胸膜
厚さ 0.1 mm

細葉
直径 6〜10 mm

小葉細気管支
直径 1 mm
壁の厚さ 0.15 mm

小葉動脈
直径 1 mm

肺静脈
直径 0.5 mm

図2　二次小葉
小葉間隔壁で区切られた約 1cm 間隔の単位. CT 画像でみられる最小
単位.

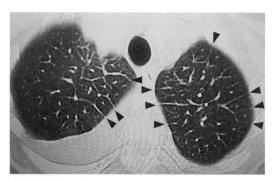

図3　肥厚した小葉間隔壁
肥厚した小葉間隔壁 (▲) は, ほぼ 1cm 間隔で胸膜からスター
トして中枢方向に伸びる線として認識できる.

**1cm くらいの間隔で並ぶ様子が確認できることがあります 図3. 臓側
胸膜や小葉間隔壁は間質とよばれます.** 間質…, 聞いたことありますよね.
間質性肺炎などで炎症の舞台となる部分です.

JCOPY 498-13058

Bラインの意味

　健康な肺胞（実質）は空気だらけでありエコービームは立ち入ることができませんので，肺エコーにおいて直接ビームが当たるのは間質の一部である臓側胸膜までになります．ここに小葉間隔壁の端っこ（これらも間質）が整列しています．こうした間質部分に炎症やうっ血で水分が多く溜まることで生じるのがBラインです．Bラインの意味を端的にいうと**間質の水分（炎症）**です．

　実際には間質は肺全体に広がりますが，我々がエコーでみることができるのはあくまで間質のうち肺表面に顔を出した部分のみです．

BラインもAラインと同様に虚像 [1]

　白く輝くエコービームが胸膜から肺の深部に向かって伸びるのがBライン **図1** ですが，そのような線状の構造物は肺の中に実際にはありません．

　肺の表面の小葉間隔壁部分が水分で肥厚すると，水分を含む微小領域（水玉をイメージしてください）が発生します **図4**．胸膜を乗り越えたビームは，空気に取り囲まれた水玉に衝突し乱反射します **図4a**．多重反射とよびます．すごく小さなエリア（水玉）の中で非常に細かく多数回跳ね返されるイメージです．多彩な反射ビームがプローブに返ってきます．Aラインでは等間隔の虚像が形成されました．Bラインはほんの少しずつ道のりが違う虚像が多数描かれるので，スキップする虚像ではなく連続した縦方向のラインにみえます．Aラインに比してすごく細かくプロットされた虚像です **図4b**．しかも，多数のビームが重なるので非常に白く強調されたラインとなります．

　Bラインは間質の水分が原因で作られるアーチファクトなので，間質に水分が多くうっ滞するときや，間質に炎症があるときに多数観察されます．

　Bラインは正常でも1視野に2本程度はみられることがあり，3本以上で病的に多いと判断します（multiple B line，またの名を lung rocket）．

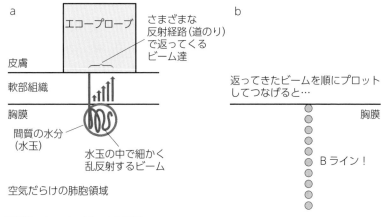

図4　Bラインができる様子

a）すごく小さな水分が多い領域（水玉）の中で何度も反射したエコービーム（多重反射）が水玉（水分と空気の境界面）の像をいろんな道のりで何度も何度もプローブに届ける.
b）それらをプロットすると縦方向に連続的に伸びるラインができる.

> **Bラインの解釈**
>
> 　Bラインは間質の水分・炎症を表し，1視野に3本以上で異常（multiple B line/lung rocket）.

Bラインの特徴をしっかり押さえる [2]

　図5 において，横方向に伸びるAラインに加えて，いくつかの縦方向に伸びる線があります．もし全部が本物のBラインだとすると肺水腫や肺炎という診断につながりかねません．実は，この中には偽物のBラインが混ざっています．実際この画像は正常肺から得られました.

　ここらへんに肺エコーの難しさがあります.

　もう少し詳しくBラインをプロファイルしてみましょう．以下の特徴をもつのがBラインです．本当はもう少し特徴があるのですが，シンプルにしています.

> **Bラインの特徴**
> ① 胸膜から始まる
> ② 減衰せず画面端まで伸びる

JCOPY 498-13058

③ A ラインをかき消す

④ 胸膜とともに呼吸性に移動する（lung sliding がある場合）

　上記の特徴を満たさないものは B ラインではないです.

　癒着などを原因として lung sliding が消失している場合は B ラインであっても呼吸性移動がないので④については注意が必要です.

B ライン以外の縦線 lung comet などとの鑑別が重要

　図5 をみてください. 胸膜から始まる短い縦線（△）があります. 胸膜からスタートしていることは B ラインの特徴と矛盾しませんが, すぐに減衰し消えています. これは B ラインではありません.

　正常肺でもみられる lung comet とよばれる所見です. 病的意義はありません. ただし**病的意義はない**ということは視点を変えると, その場所に**正常肺が存在する**という手がかりとなり得ます. ゆえに lung comet は気胸がないことの補足的な所見となります.

　さらに **図5** において, 他にも縦線があります（▲）. これはどうで

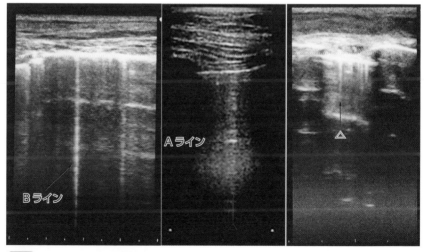

図5　B ライン以外の縦線
うっすらとして A ラインをかき消さない縦線（▲）: Z ライン, 非常に短い縦線（△）: lung comet

しょう？Bラインと比べるとかなり薄く，**Aラインと交差してもそれを
かき消してはいないです**．実はこれもBラインではありません．**Zライ
ン**と呼ばれ，肺外から始まるアーチファクトです．静止画ではわかりませ
んが，**lung slidingとともに移動をしない（呼吸性に移動しない）もの**と
されます．壁側胸膜のちょっとした肥厚が原因などとも言われたりします
が，実際のところはよくわかりません．ただ，lung comet同様少なくと
も病的意義はないとされます．**慣れていないとBラインと誤認するので，
かなり注意が必要です**．ある程度肺エコーに自信がある医療者でもこれを
Bラインと誤認する姿を目の当たりにすることがあります．

　Lung comet，Zライン以外にもEライン，Iライン，Wライン…など
多数紛らわしい縦線があります（もちろんすべてを覚える必要はありませ
ん）．これらは文献によってはcomet tail artifact（CTA）としてまとめ
られます．ただしBラインをもCTAに含める学派もあり，用語の統一は
まだ難しいようです．本書においてはBライン vs それ以外の縦線
（CTA）という構図で捉えます．病的意義からもBラインを特別扱いして
よいと考えます．とにかく大事なのは，**縦線をみたらBラインかそうで
ないか**を見分けることです．

皮下気腫を示唆するEライン

　図6 をみてください．
　そもそも胸膜が認識できま
せん．なんだか白いボーッと
した線が深部に伸びているよ
うにみえて，Aラインは全く
ありません．たくさんの強烈
な縦線に肋骨，胸膜コンプ
レックス，そしてAライン
がかき消されてしまっている
のです．さらによくみると，
いろんな高さから縦線がス
タートしています．これはE
ラインとよばれるアーチファ

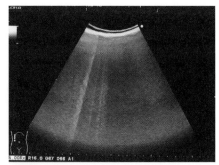

図6 Eライン
肺外の皮下組織に始まる白い線が下方に伸びてい
る（Eライン）．皮下気腫のために胸膜以下の所見
が一切みられない．

JCOPY 498-13058

表1　B ラインと間違えやすい縦線の特徴

	Lung comet	Z ライン	E ライン
開始部位	臓側胸膜から始まる	肺外から始まる	肺外から始まる（皮下気腫や皮下異物による）
減衰	すぐに減衰する（短い）	深部では減衰（比較的長い）	非常に強いライン
A ラインなどとの関連性	A ラインを消さない（そもそも A ラインまで届かない）	淡く，A ラインを消さない	肋骨すらかき消す
呼吸との関連性	呼吸性に移動する	呼吸性に移動しない	呼吸性に移動しない
病的意義	病的意義はない	病的意義はない	何もみえなくなるため肺エコー評価は困難．気胸が隠れている可能性あり

クトです．皮下気腫や皮下異物から生じます．これを B ラインと読み違えると，例えば皮下気腫を伴う緊張性気胸を肺水腫などと誤診しかねません．

　皮下気腫があると肋骨や胸膜の手前に空気が入り込んでいるのでエコービームが通過できません．というわけで当たり前といえば当たり前ですが，**皮下気腫があると，肺エコーは全く役に立たないです．胸膜コンプレックスが同定できないときは安易に B ラインなどと読まない**ことが重要です．おかしいと思ったら実際に触診をすれば皮下気腫は握雪感でわかります．

　縦線をみつけたときは，きちんと B ラインの特徴を満たすかどうかをチェックして騙されないようにしましょう．ただ，**B ライン以外の縦線（CTA）にもそれなりに意味はある**ので，慣れればそれも利用したいところです．

　B ラインとの区別が必要な縦線の特徴をまとめました　表1 ．

　縦線は B ラインだけではない
　・B ラインの偽物に騙されない！
　・皮下気腫があると肺エコー評価は厳しい！（というより不可能）

肺エコーによるコンソリデーションの評価

図7 のようなコンソリデーション（浸潤影）も肺エコーによる評価が可能です．厳密には評価できるときがある　です．前 chapter において「肺エコーでは画面の大半を虚像が占めるということになります」としました．コンソリデーション評価は，肺実質病変の実像をみます．

典型的なコンソリデーション **図7** があるとき，その部位にプローブを当てると **図8** のようにみえます．胸膜と接する部分に実質臓器のような像が観察されます．その中にキラキラ光る白い筋がみえます．CT 画像 **図7** において軟部組織影の中に黒く抜けるエアブロンコグラムがあります．エコー評価において，軟部組織の内部の空気は白く輝いてみえるため，キラキラ光る白い筋はエアブロンコグラムを示唆します．このようなエコー所見があれば肺炎や無気肺を疑うことになります．

「エコーで肺炎がわかるのならもう X 線や CT は不要！」と考える読者がいるかもしれません．残念ながら，**肺炎の中でも胸膜にほぼ接するような病変しかエコーで捉えることができません**．例えば，胸膜から離れて位置する病変（胸膜の直下にない）**図9** の矢印部分にエコーを当てても異常所見は観察されません．胸膜の直下に病変がなければ空気がたくさん存在するので，ビームは跳ね返されて奥の病変に到達することができないです．

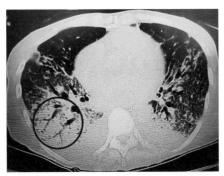

図7 急性呼吸窮迫症候群（ARDS）患者のコンソリデーション
エアブロンコグラムが観察される（赤丸部分）．

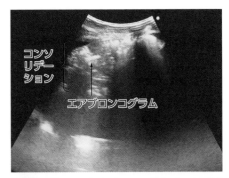

図8 肺エコーによるコンソリデーション画像
エアブロンコグラムが白い光の筋として描かれる．

JCOPY 498-13058

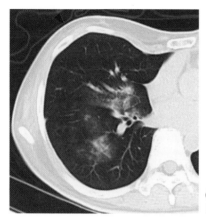

図⑨　**胸膜から距離のある病変の例**
胸膜を評価する肺エコーでは観察できない.

肺エコーによるコンソリデーションの評価
・コンソリデーションは白いエアブロンコグラムを伴う影としてみられる.
・胸膜に接するコンソリデーションのみ描出できる.

【参考文献】

1) Yue Lee FC, Jenssen C, Dietrich CF. A common misunderstanding in lung ultrasound: the comet tail artefact. Med Ultrason. 2018; 20: 379-84.
2) Lichtenstein DA. Current misconceptions in lung ultrasound: a short guide for experts. Chest. 2019; 156: 21-5.

肺エコーは胸膜コンプレックスに フォーカスをあわせることから始まる ことを知る

　心臓エコーであればセクタープローブ，腹部エコーであればコンベックスプローブといった具合に，プローブ選択に普段悩むことはありません **図1**.

　一方，肺エコーにおいては，いずれのプローブも使用可能です．実際，成書やセミナーなどにおいて，「どれでも好きなものを使ったらよいです」といった説明がなされます．しかし，プローブごとの特徴を活かして肺エコーをすると肺エコー戦闘力がアップします．

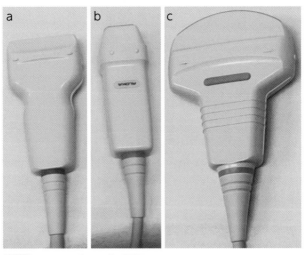

図1　エコープローブの種類
a) リニアプローブ，b) セクタープローブ，c) コンベックスプローブ

JCOPY 498-13058

リニアプローブ 図1a

　高周波プローブです．基本的に高い周波数の超音波ビームを用いると分解能が高いです（画像がきれい）．しかし一方で，周波数が高いと減衰しやすいです．よって深いところまでは届きません．

　要するに，**リニアプローブは体表付近の浅い部分については解像度が高く**，きれいな画像をもたらしますが，深部情報を得ることはできません．表在エコーに使用されます．

　標準的な体格であれば胸膜は体表近くにあり，リニアプローブで十分に肺エコーができます．フラットな接地面であるので2本の肋骨をまたいで体表面に接地しやすく，画像もきれいなので **lung sliding の観察に向いています**．ただし，**lung sliding のような胸膜自体の観察に優れる反面**，Bラインではない縦線もたくさん観察されます．短い縦線である lung comet は特にリニアプローブで目立ちます（逆に他のプローブではあまりみえません）．慣れていないとこれもBラインと誤認しやすいです．Lung comet は病的意義のない（正常肺でもみられる）所見です．その観点からであれば，リニアプローブだと逆にみえすぎる印象をもっています．

　しかし，リニアプローブで観察されやすい lung comet を逆手に取ることもできます．Lung comet はその部位に**肺が存在する＝気胸ではない**を示唆します．また，表層の解像度が高いため胸膜の性状（ガタガタ，あるいはツルツル）についても評価能力が高いです（➡ p.45）．

　また通常Bラインは画面下端まで減衰しないことになっていますが，リニアプローブは「遠くが苦手」であり減衰してみえることがあります．

　あえてここでは**リニアプローブの最大の弱点はBライン評価**であるとします．

　総じてリニアプローブは**気胸診断には非常に強い**印象ではありますが，**Bラインの判別には慣れが必要**です．

Spatial compound

　リニアプローブの解像度を上げるための spatial compound という機能があります．正面顔写真より，側面から正面を通って対側までカメラの

シャッターを作動させながら動かし撮影した写真のほうが，各段に情報量が多いですよね．プローブ先端に配置された多数のセンサーを時間差で作動させることにより疑似的に複数方向からスキャンした情報を合成するのが spatial compound 機能です．画像（実像）の精度向上に役立ちます．通常デフォルトでオンになっています．空間コンパウンドスキャンなど各社名称が異なるところに難があります．

　一方，「虚構の中から真実を拾い出す作業こそが肺エコー（⇒ p.1)」です．実像の精度を向上させる反面，虚像の価値を減らすのが spatial compound です．

Spatial compound ON 画像　図2左　図3

　1 本の縦線だけではなく放射状に複数線がみられます．実際の B ラインに斜め線も加わりわけがわからない画像です．「カメラのシャッターを作動させながら動かし撮影した写真」（あくまで例えです）であることがわかりますよね．

Spatial compound OFF 画像　図2右

　放射状の線が消え，B ラインがまっすぐな本来の姿に戻りました．

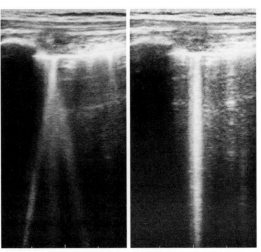

図2 Spatial compound による B ラインのみえ方の違い
左）ON，右）OFF．

JCOPY 498-13058

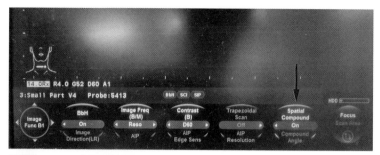

図3 エコー本体設定画面
デフォルトでは通常 spatial compound が ON になっている.

　Spatial compound **ON** であると縦線の本数が増えるので，騙される
と正常肺すら multiple B line を呈する肺水腫と診断されかねません．
よって**肺エコーにおいては spatial compound 機能を OFF** する必要が
あります．また，血管確保のためにエコーガイド下に穿刺するときも，
OFF とします．針先を追いたいのに，ON であるとかえって針先の像が
不鮮明となるからです．ちなみにリニアプローブにのみこの機能がついて
いる機種もありますが，コンベックスプローブにもついている機種もある
ので，よく使うエコー機器についてはメーカーに確認したいです．

オンボロエコーは肺エコーに向いているかも？

　エコー機器の進歩は著しいです．画像性能の向上，小型化の双方で進歩
が続きます．ガイダンス機能や診断機能といった方向も探られています．
　日本の技術力低下が叫ばれて久しいですが，エコー機器は日本が競争力
を保つ分野です．エコー機器メーカーは急速に寡占化が進みつつありま
す．例えば筆者は長く日立アロカ製のエコー機器を愛用してきましたが，
同社は 2016 年に日立製作所に吸収され，さらに 2021 年富士フィルムメ
ディカルに買収されました．他の主要日本メーカーはキャノン（旧東芝メ
ディカルシステムズ）のみです．
　富士フィルムメディカル製ポータブルエコー・ARIETTA Prologue を
デモ使用したことがあります．おそろしく高画像であり，同社 HP に高画
質技術として Silky Image Processing（SIP）「アーティファクトを低減
し，境界を強調して表示します．組織の境界をよりシャープに，なめらか

に描出できます」，Spatial Compound「ビームを多方向から送信することで，ビーム方向に依存するアーティファクトを低減します」（本書においてはアーチファクト）と紹介されています [1].

　まさに高画質の追及＝アーチファクト（虚像）低減　であることがわかります．一方，「虚構の中から真実を拾い出す作業こそが肺エコー」でしたよね．よって，アーチファクトが低減すると肺エコー性能は下がる可能性があります．このような意味においても spatial compound OFF はマスト業務です．実際，肺エコーの祖 Lichtenstein 医師は，自身は古いHitachi 製エコー機器を愛用すると，ある講演会でしゃべっていました．

　ちなみに，表在・腹部・心臓・血管といった従来のモードに加えて肺モードを搭載する機種が登場しつつあります．ボタン 1 つで肺エコーに最適化した設定に切り替わります．実際に目の前でメーカー担当者に肺エコー用のプリセットを組んでもらったことがありますが，アーチファクトやノイズを軽減するあらゆる機能を OFF にするような設定としたようです．普段使うエコーに肺エコー用のプリセットが入っていなければメーカー担当者にお願いしてセットしてもらうとよいでしょう．短時間でセット可能です．

　今後開発されるエコーは，アーチファクトをむしろ強調する肺エコーモードを搭載するかもしれません!?　胸膜コンプレックスをオートフォーカスする機能も開発されるのでしょうか．

エコー深度（depth）

　どの深さまで画面表示させるか　です．

　浅すぎる設定であると，胸膜は非常によくみえますが，A ラインが描出範囲外になる可能性があります．A ラインがないかのように誤認しかねません．また縦線が A ラインをかき消す（B ライン）のか，かき消さない（B ラインではない）のか判別できません．短い lung comet と長い B ラインの比較もできません．よって，B ラインを評価するときには少なくとも**A ラインが認識できるくらいのエコー深度**には設定します．

JCOPY 498-13058

フォーカス

　　フォーカス設定は，非常に重要な全プローブ共通の注意点です．しかし重要性が認識されていません．特に肺エコーにおいて重要です．

　　通常カメラのピントのように自動的に設定されます．一番しっかりとみたい深さがフォーカスの中心となるようにプリセットされます．画面端の矢印表示があれば，その深さにフォーカスが当てられています．肺エコーによる評価で最も大切な部位はどこだったでしょうか？ 胸膜コンプレックスです．肺エコーにおいては**どのプローブであっても，フォーカスを胸膜コンプレックス付近にあわせなければならない**　です．

　　実例を示します．フォーカスが胸膜コンプレックス付近に調整されており，シュッとしたBラインが一部は融合していますが大半は融合せず縦方向にきれいに伸びています **図4a**．フォーカスがずれていると **図4b**，それぞれの線がぼやけてお互いが重なります（融合），これでは数えにくいです．後述しますが，Bラインが融合するという現象自体が肺の水分量がかなり多くて浸潤影（コンソリデーション）一歩手前のような状態であることを示唆します．フォーカス設定を怠ると誤診リスクを増大させます．

　　肺エコーという概念が日本で普及したのは2014年以後です．エコー機器に肺エコーモードなど搭載されていないケースが大半であり，胸膜コンプレックスよりはるか深くにオートフォーカスされます．肺エコーをするときは，手技者が自分でフォーカス設定をする必要があります．

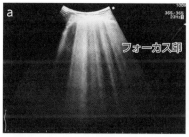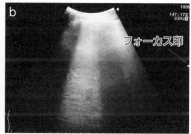

図4　フォーカスの違いによるBラインのみえ方の違い
a) フォーカス（◁）が胸膜付近．Bラインが比較的分離している（真の姿）．
b) フォーカス（◁）が深部にある．Bラインがベターッと融合しているようにみえる．

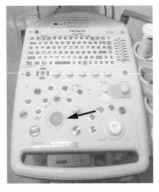

図5 筆者愛機のフォーカス調整
トラックボール（➡）を軽く触るだけでフォーカスが
上下する.

　筆者愛用 ICU エコー（日立アロカ製，同社は富士フィルムメディカル
に移管）ではトラックボールを上下に転がすだけでフォーカスも上下しま
す **図5**．簡単なので読者愛機の操作方法を確認してください.

リニアプローブの注意点
・胸膜付近がよくみえ，lung sliding や胸膜の形態評価に向く
・B ライン評価時は spatial compound 機能を OFF にする（反面，
　画像は粗くなる）
・B ライン評価時には最低でも 1 本目の A ラインが認識できるくらい
　の深度は取る
・フォーカスを胸膜コンプレックス付近に設定（全プローブ共通）

セクタープローブ 図1b

　心エコーでおなじみです．胸壁との接地面積が小さく，画面に表示され
る胸膜コンプレックスが非常に短いので，lung sliding を判別するのに苦
労します **図6**．近距離観察に向かず中長距離観察目的のプローブです.
肋間を覗き込むのに適したサイズであり，心臓エコーの後，迅速に肺を評
価するときに便利です．B ラインはそれなりに評価できます．肺水腫を疑
い心臓エコーによる心機能評価⇒肺エコーによる肺水分量評価といったス
ムーズな流れを作ることができます.

JCOPY 498-13058

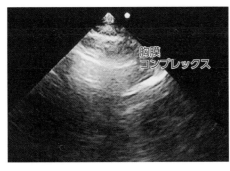

胸膜
コンプレックス

図6 セクタープローブによる
肺エコー像
胸膜がみえる範囲がわずかしかない
ため，胸膜自体の観察は難しい.

　もちろん，このプローブにおいても**フォーカスを胸膜コンプレックス付近にあわせること**は忘れてはなりません.

> **セクタープローブの特徴**
> 　セクタープローブは心エコーからの流れで使いやすいが，lung sliding の評価はしにくい.

コンベックスプローブ 図1c

　腹部エコーに頻用されます.
　プローブの接地面積が大きく，かつそれなりの深度で表示されるので**初学者による肺エコーに向いています**. 胸膜付近の描出もそれなりに明瞭で lung sliding の判別にそう苦労はしません. また，Bラインの観察も 図4a のようにわかりやすいです. もちろん，**フォーカスを胸膜コンプレックスにあわせること**はマストです.
　コンベックスプローブは大きく分厚いので取り回しに難があります. バットサインを描出して胸膜コンプレックスを同定した後，ワイドな視野を確保するためにプローブを90°回転し肋骨と平行にビームを入れようとするとき，少々苦労します. また機種によってはコンベックスプローブでも spatial compound 機能がついているものがあるので注意が必要です.

筆者の肺エコープローブの使い分け

　　初学者にお勧めする肺エコープローブはコンベックスプローブです．
　　ある程度慣れてきたら，3 種類すべてを活用したいです．以下に筆者の
使い分けを整理します．

● 心不全や体液過剰を疑うとき

　　心臓エコー評価に続いて肺も観察する場合は，そのままセクタープロー
ブを使います（もちろん胸膜コンプレックス付近にフォーカスをあわせる
ことを忘れません）．正直セクタープローブは詳細な肺エコー評価には向
きません．ざっくり A プロファイルか B プロファイルか，胸水があるの
かないのかくらいの評価は可能です．
　　セクタープローブは軽く肺の状態のアタリをつけるのに使う　感じで
す．

● 気胸を疑うとき，あるいは胸膜表面の性状（ガタガタ？ or ツルツル？）
や横隔膜を観察したいとき

　　浅い部分の解像度が高いリニアプローブを使用します．フォーカス調整
に加えて，B ラインを評価する場合には spatial compound OFF も忘れ
てはなりません．**縦線が本当に B ラインなのか他のアーチファクトなの
かよくわからないなーという場合**にはリニアからコンベックスプローブに
もち替えることがあります．リニアプローブでは B ライン以外のよくわ
からない縦線がそれなりにしっかりとみえてしまうため真の B ラインと
の鑑別が困難ですが，コンベックスプローブ画像においては鑑別が容易で
す．

JCOPY 498-13058

●バランスがよいコンベックスプローブ

コンベックスプローブによって lung sliding, A ライン, B ラインを
はっきり観察できます．エコー深度を浅く設定すると胸膜面の形状もかな
り捉えられます．先に書きましたが, B ライン以外の病的意義の乏しい縦
線と真の B ラインを鑑別しやすいのが特徴です．また肥満体や筋肉量が
多い人は胸膜面までの距離があります．浅い層の描出に特化したリニアプ
ローブでは観察が困難な場合があり, やはり深層に強いコンベックスプ
ローブの出番です．初学者にこのプローブを勧めるだけではなく, 筆者も
最初に手に取ることが多いです．

プローブの当て方のコツ

プローブを選択すれば, 次は当て方です．当てる場所はすでにご説明し
た通りです．これに関してはそれほど tips があるわけではないですが,
簡単に注意点を述べておきます．

すでに解説しましたが, **まず肋骨に対して垂直にプローブを置き, バッ
トサイン**（Chapter 01 **図5b** ➡ p.4）**を描出し胸膜コンプレックスを
同定します．初めはこの状態の観察で十分です．少し慣れてくると, そこ
からプローブを回して肋骨と並行にし, 視野から肋骨のシャドウを追い
払ってワイドに観察ができます．とにかく胸膜コンプレックスをしっかり
同定することが至上命題**です．それを疎かにするくらいなら肺エコーをや
らないほうがよっぽどましです．

胸膜コンプレックス同定を怠ると…

ある患者の前胸部にプローブを当てました **図7**.

Lung sliding はありません．また lung pulse もありません．B ライン
はないようです．Lung sliding も lung pulse もなく, しかも A プロファ
イルとなると, 気胸が疑わしいという判断になります．ここで慌てて緊急
脱気を試みると, 大変なことになります．

実はこの画像は肋間に沿ってプローブを当てたつもりが, ぴったり肋骨
の上に当てています **図8②**. エコービームは肋骨で跳ね返され, 肋骨

とプローブの間を往復するため、肋骨の虚像が整数倍で描かれます。Aライン生成プロセスと同じことが肋骨にエコーが当たったときも起こります（図9）。Aライン様の横線 図7 は、Aラインではなく肋骨の虚像だったのです。

　肋骨のフェイクに騙され自信満々で脱気のために正常肺に針を刺すようでは肺エコーがむしろ有害という議論にもなりかねません。絶対に避けましょう。

　既述したようにバットサインを確認して（⇒ p.4）、胸膜コンプレックスを同定していれば十分避け得るシチュエーションです。胸膜コンプレックスの同定は、肺エコーにおいて基本のキなのです。

　また、正常肺と斜め切りの肋骨が同時に描出されると 図10a 、気胸の確定診断に用いられる lung point（正常肺と気胸腔の境目を示す所見）のようにみえることがあります。これも危険なミスリードとなりかねません。

　しつこく強調させてください。**胸膜コンプレックスがどれなのかをしっかりと認識することが重要**です。ちなみに、きちんとプローブを当てると 図10b のようにバットサイン（正常所見）が得られました。

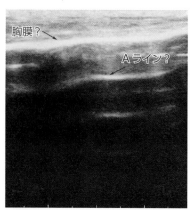

図7 lung sliding のない A プロファイル？

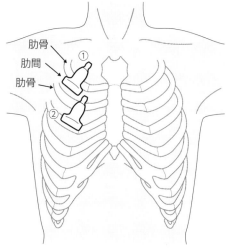

図8 リニアプローブの当て方の失敗
① ちょうど肋間にリニアプローブを当てて胸膜コンプレックスを広くみる本来の当て方。
② 失敗して肋骨の上にぴったりとプローブを当てている（胸膜コンプレックスは一切描出できない）。

JCOPY 498-13058

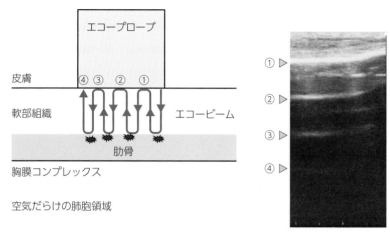

図9 プローブと肋骨との間でエコービームが反射

軟部組織と肋骨の音響インピーダンスの違いからエコービームはほぼ全反射され（➡ p.8），プローブでまた反射する．その結果 A ラインと同じように肋骨辺縁の実像⇒虚像が並ぶ．

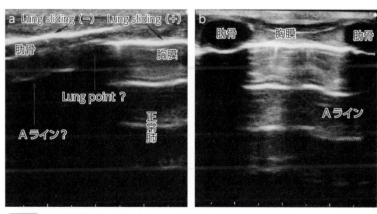

図10 肋骨が作るニセモノ lung point！

a) 肋骨を斜め切りしている．Lung sliding が消失しており A ライン様の線（肋骨の虚像）がみえるが….

b) 肋骨（正確には肋軟骨）と直交するようにプローブを当てると正常所見が得られた．

肺エコーにおいてまずすべきこと

・バットサインを描出して胸膜コンプレックスを同定する．

・胸膜の同定が一番大切（決して疎かにしない！）．

【参考文献】

1) 富士フィルムヘルスケア. 超音波診断装置 ARIETTA Prologue 製品 HP.
   https://www.fujifilm.com/jp/ja/healthcare/ultrasound/arietta/arietta-
   prologue（最終閲覧 2022 年 9 月 9 日）

JCOPY 498-13058

肺エコーを用いた呼吸障害の原因検索と臨床推論　BLUE-protocol

前 chapter まで肺エコーの基礎知識をまとめました．本 chapter 以後，より実践的な活用法についてまとめます．

肺エコーを愛する筆者ですが，肺エコーのみで診断することにこだわる必要はないと考えます．肺エコー至上主義ではなく，**たくさんある診察手技，画像検査などと組みあわせてエコーを活用したい**という立場でまとめます．おそらく多くの読者は，胸部 X 線写真・CT 画像へのアクセスが比較的容易な環境にあるのではないでしょうか．エコーの強みを理解し活用できるようになる，一方，エコーにこだわりすぎて時間を無駄にせず，診断を間違わないことが重要です．

避けては通れぬ BLUE-protocol　図1

肺エコーを語る上で避けて通れないのが BLUE-protocol です．

呼吸障害患者の診察において，**前胸部の BLUE-point という 4 カ所にプローブを当てたときの所見を中心に呼吸障害の原因を見抜く**というすごいプロトコルです（肺以外の所見も少々使います）．

Lung sliding の確認がスタート

呼吸にあわせて臓側胸膜と壁側胸膜がずれる運動が lung sliding です．

- Lung sliding が存在する⇒気胸はなし　と判断されます．さらに原因の鑑別を進めます．
- Lung sliding が存在しない⇒気胸の可能性あり．さらに気胸の有無の鑑別に入ります．

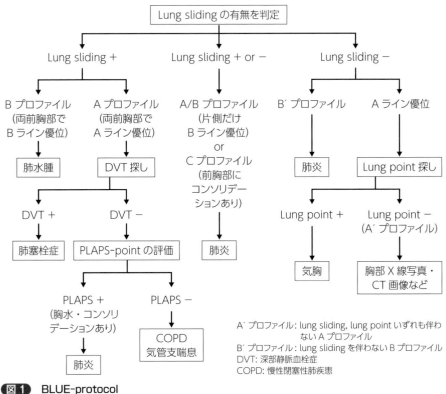

図1 BLUE-protocol
（文献 1 より改変）

A´ プロファイル: lung sliding, lung point いずれも伴わないA プロファイル
B´ プロファイル: lung sliding を伴わないB プロファイル
DVT: 深部静脈血栓症
COPD: 慢性閉塞性肺疾患

A プロファイル，B プロファイル，C プロファイル，A/B プロファイル

　プロトコルにおいて lung sliding の有無の次に A プロファイル・B プロファイルという言葉が並びます．**パッと前胸部に**プローブを当て，「A ラインと B ラインのどちらが目立ちますか」ということで決めるのが A プロファイル・B プロファイルです．A プロファイル＝肺は dry（水分が多くなく正常），B プロファイル＝肺は wet（水分が多い）であり真逆なので「どちらかに決められるよね」ですが，かなり大胆に割り切っていると感じます．

• A プロファイル: 肺に水分があまりみられず，空気がたくさんあることを意味します．該当する呼吸障害の原因として，気胸，喘息，COPD，

肺血栓塞栓症などを考えます.

- B プロファイル: ARDS, 心不全, 間質性肺炎などが鑑別に上がることになります.

  B ラインは 1 画面に 3 本以上であれば multiple B line とよばれる陽性所見（肺・間質に水分が多い）を意味するので, これがあればその point において B プロファイルに 1 票としてよいと考えます.

- C プロファイル: Consolidation の C であり, 前胸部でコンソリデーションがみられるときです. 前胸部でコンソリデーションがみられたとなると相当に広範囲の肺炎か, 前胸部に限局した肺炎を考えます.

- A/B プロファイル: 左右でプロファイルが異なるときです. 片肺は空気で満たされ, 片肺は水分が多い肺を示唆します. 前者は健常肺に一般的な所見であり, 後者は即異常所見です. よって, 片側性の水分が多い肺疾患を考えます. 普通に考えれば肺炎ですよね. こんな感じで臨床推論を進めます.

PLAPS（posterolateral alveolar and/or pleural syndrome）

BLUE-protocol において, 肺エコーに特有の用語 PLAPS があります.「胸部後側方の肺胞もしくは胸膜に何かあるぞ」症候群といった意味です. プローブを PLAPS-point という背中寄りの部分に当てると, コンソリデーション, 無気肺や胸水を認めることがあります. **コンソリデーションや無気肺はまるで肝臓か何かのような実質臓器様の陰影 図2** としてみられます. この領域は, 前胸部にプローブを当てて行われるプロファイル判定にかかわりませんが, 逆にいえばその時点で未評価部分です. よって, 両側前胸部＝A プロファイルでも右側胸部背側にコンソリデーションあり＝右 PLAPS 陽性　ということがあり, この場合は「A プロファイルですが右 PLAPS 陽性であり肺炎を疑います」ということになります.

PLAPS 以外に**血栓の検索**や lung point などという項目が BLUE-protocol にあります. 別 chapter で解説しますが, それらの所見を交えて総合判定します.

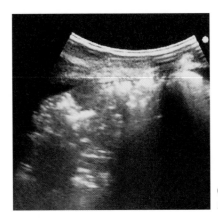

図2　肺エコーによるコンソリデーション像
虚脱肺領域は実質臓器のように描出される.

BLUE-protocol はあくまで短時間で病気の目星を つけるツール

　BLUE-protocol は一見難しく思えますが，**lung sliding の判定⇒プロ ファイルの判定⇒プラスアルファの所見**　という流れを理解すれば，丸暗 記しなくてもある程度病気の目星がつく臨床推論です.

　あえて目星という言葉を使用しました. 肺エコー第一人者による BLUE-protocol の診断精度はまぶしいです **表1**. しかし，我々は臨床 現場において，「エコーだけで呼吸障害の原因を当てようゲーム」をして いるのではありません. 実臨床においてはバイタルサイン，血液検査，病 歴，既往歴などさまざまな情報があります. そして，胸部 X 線写真や胸 部 CT 画像を簡単に撮れる状況において，何が何でもエコーだけで診断 をつけることにこだわる必要はありません. こだわりすぎると，エコーに 足をすくわれることもあり得ます.

　「実際，BLUE-protocol は臨床現場で使われているの？」と聞かれた なら，きっちりこの表に忠実に診療を行う医療者はさほど多くはないで しょう. 大切なのは BLUE-protocol がもつシンプルな臨床推論を取り入 れ，臨床に厚みをつけることではないでしょうか.

　実際，筆者は BLUE-protocol を丸暗記まではしていません. さまざま なヒストリーとバイタルサインを呈する患者に相対したとき，想起される 鑑別の中から答えを絞るべく protocol の一部を利用します.

JCOPY 498-13058

表1 BLUE-protocol の診断精度

	エコー所見	感度 (%)	特異度 (%)	陽性的中率 (%)	陰性的中率 (%)
心原性肺水腫	B プロファイル	97	95	87	99
COPD or 気管支喘息	PLAPS のない A プロファイル or A' プロファイル	89	97	93	95
肺塞栓	DVT を伴う A プロファイル	81	99	94	98
気胸	lung sliding なし，B ライン なし，lung point あり	88	100	100	99
肺炎	① B' プロファイル	11	100	100	70
	② A/B プロファイル	14.5	100	100	71.5
	③ C プロファイル	21.5	99	90	73
	④ A プロファイル，PLAPS あり	42	96	83	78
	① or ② or ③ or ④	89	94	88	95

（文献1より改変）

> **BLUE-protocol の使い方**
> 　BLUE-protocol は，lung sliding の判定⇒プロファイルの判定
> ⇒ PLAPS/DVT の所見という流れで病気の目星をつける

【参考文献】
1) Lichtenstein DA, Mezière GA. Relevance of lung ultrasound in the diagnosis of acute respiratory failure: the BLUE protocol. Chest. 2008; 134: 117-25.

肺エコープローブを
当てる部位と当てるコツ

肺エコープローブを当てる部位

聴診器と同様に大体ここらへん…とプローブを当ててもよいですが，最初は基本の場所を知っておきましょう．

　プローブを当てる場所にも諸説あります．片側 6 カ所・計 12 カ所から，片側 4 カ所・計 8 カ所，あるいは片側 3 カ所・計 6 カ所と少ないものまでさまざまです．「気軽に，シンプルに」を心がける筆者は，計 6 カ所の方法を用いてスクリーニングをします．もちろん，症状，エピソードなどから疑わしい場所があれば追加してプローブを当てます．まさに聴診と同じ感じです．

BLUE-protocol 提唱部位 図1

　BLUE-protocol において提唱されたプローブを当てる部位を確認しましょう．

　親指以外の両手 4 本指を密着させ，患者頭側の小指を患者の鎖骨に沿わせます．

第一ポイント：upper BLUE-point　頭側の手の中指と薬指の間の根本

第二ポイント：lower BLUE-point　尾側の手のひら中央

第三ポイント：PLAPS-point　lower BLUE-point を背側ギリギリまで水平移動した場所

　PLAPS については先の chapter で説明しました（➡ p.37）．無気肺，コンソリデーション，胸水のいずれか 1 つでもあれば PLAPS 陽性です．

　おそらく毎回肺エコーの度に，手のひらを重ねて…などという手技者はいないでしょう．最初の数例，お約束とされる場所に当ててイメージをつ

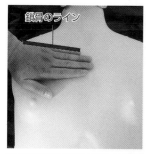
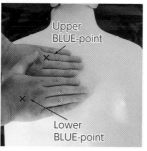
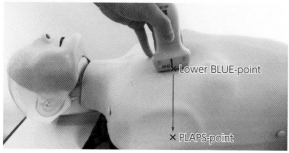

図1 **BLUE-point**
Lower BLUE-point を背側ギリギリまで水平移動したところが PLAPS-point.

かめばよいのではないでしょうか.

BLUE-point の評価部位
　基本部位は upper/lower BLUE-point，PLAPS-point の片側3カ所ずつ（計6カ所）

肺エコーにおけるプローブの当て方のコツ

　　肋骨に垂直にプローブを置き，バットサインを描出して胸膜コンプレックスを同定します **図2**．初学者はこの状態での観察でも十分です．
　　少し慣れたら，プローブを回して肋骨と並行にし，観察しましょう．ワイドに観察ができます．**胸膜コンプレックスの同定から始めることが最重要**です．胸膜コンプレックスを疎かにした肺エコーであれば，やらないほうがよいです．

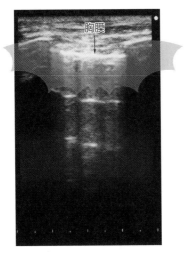

図2 バットサイン

基本が大切　肺エコー画像①

前胸部にプローブを当てた肺エコー画像です 図3.

Lung sliding はなく lung pulse もありません. B ラインもないようです. A ラインらしいものがあります. A プロファイルでしょうか? それらの所見をまとめると気胸が疑わしいという判断になります. 気胸と判断し慌てて緊急脱気を試みると, 激しく後悔することになります.

肋骨と並行にプローブを当てる方法で評価された画像です. そし

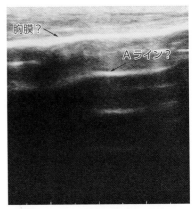

胸膜?

A ライン?

図3 Lung sliding のない A プロファイル? 胸膜のようにみえるのは実は肋骨

ておそらくプローブの角度が不適切であることによりエコービームは肋骨で跳ね返されています. ビームは肋骨とプローブの間を何度も行ったり来たりするため, 肋骨の虚像が等間隔で描かれます. A ラインと同じプロセスで肋骨にビームが当たったときにも起こるのです.

JCOPY 498-13058

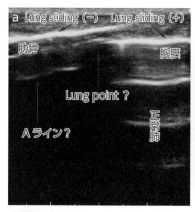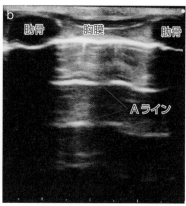

図4 肋骨が作るニセモノ lung point
a）肋骨を斜めに切ってしまった画像. 左側で lung sliding が消失かつ A ライン様の線がみえる.
b）肋骨（正確には肋軟骨）と垂直にプローブを当てると正常所見が得られた.

　まず肋骨に垂直にプローブを置きバットサインを確認し，胸膜コンプレックスを同定すれば十分避けられます．基本が大切です．

基本が大切　肺エコー画像②

　図4a において lung sliding がある部分とない部分が隣接しており，lung point（正常肺と気胸腔の境目）のようにみえます．気胸を強く示唆する所見です．しかし，肋骨と垂直にプローブを当てると正常所見が得られました **図4b**．**図4a** は肋骨に対して斜めにエコービームが当たったために，左半分が肋骨，右半分が胸膜コンプレックスを映し出したものなのです．しっかり胸膜コンプレックスを認識しないと騙されかねません．
　繰り返しとなりますが強調させてください．**胸膜コンプレックスがどれなのかをしっかり同定することが重要**です．

　肺エコーにおける胸壁へのプローブの当て方
　・まずバットサインを描出して胸膜コンプレックスを同定する.
　・胸膜コンプレックスの同定が一番大切であり疎かにしない.

心原性肺水腫と非心原性肺水腫

　肺エコーの基本事項や実際に当てる際の注意点を説明してきました.
　実臨床においてどのように肺エコーを活用するか　を解説していきます. 繰り返しとなりますが, 決して肺エコーだけで診断を下す肺エコー至上主義ではありません. 胸部 X 線写真・胸部 CT 画像撮影が比較的容易である施設を想定しています. 筆者は, 必死で BLUE-protocol を隅々まで辿ってはいません. あくまでエコーの限界を知りつつ, その便利なところは活用していこうぜ　という考えです.

> 【症例】
> 83 歳, 女性. 慢性腎不全があり他院入院中であったが溢水, 心不全をきたしたために筆者の病院へ転院. 挿管・人工呼吸管理と CRRT (continuous renal replacement therapy: 持続的腎代替療法, 日本においては CHDF, continuous hemodiafiltration: 持続的血液ろ過透析が主流) が開始された. 従圧式換気, PEEP 5cmH$_2$O, 吸気圧 15cmH$_2$O (above PEEP 10cmH$_2$O), 酸素濃度 80% で管理されていた. 呼吸器設定の見直しにおいて溢水の程度を捉えるために肺エコーを実施した. 手近にコンベックスプローブだけが使えるエコー機器があったのでそれを用いて upper BLUE-point からプローブを当て始めた.

JCOPY 498-13058

> **心原性肺水腫と非心原性肺水腫**
> 　肺水腫といえば心不全とセットのイメージがありますが，心原性と非心原性があります.
> **心原性肺水腫**　左心系に負荷がかかり，肺の毛細血管圧が上昇することで，血液成分が肺胞に滲み出ます. 圧力により生み出されるといえます. 背側優位より肺門部を中心に全体に分布する特徴があります **図1**. 両側胸水を合併するケースも多いです.
> **非心原性肺水腫**　代表的疾患が ARDS（acute respiratory distress syndrome：急性呼吸窮迫症候群）です. 感染や外傷などを原因として全身性あるいは肺に高度な炎症が起こり肺胞や毛細血管に傷害を与えます. 炎症により細胞膜の透過性が亢進し，細胞外に水分が移行し肺水腫を起こします. 炎症により生み出されるといえますが，仰臥位であれば背側の肺は重力による圧力がかかることや炎症を帯びた血液は背側を優位に流れるため背側優位に肺水腫像を示すことが多いです **図2**.

　両前胸部とも非常に B ラインが目立ち，PLAPS-point では両側胸水がみられ，心原性肺水腫を疑いました **図3**.
　また，**胸膜面は滑らかであり凹凸がありませんでした**. これは非常に重要な所見です.「胸膜面が滑らか＋B ラインが目立つ」は心原性肺水腫で肺が水浸しになっている（うっ血している）手がかりになります. 逆に胸

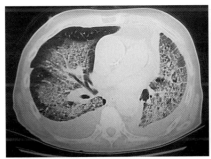

図1　**心原性肺水腫**
肺門部中心にすりガラス影が拡がる. 両側胸水や小葉間隔壁の肥厚（➡ p.14）もみられる.

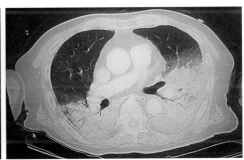

図2　**非心原性肺水腫（ARDS）**
両背側に浸潤影が拡がる.

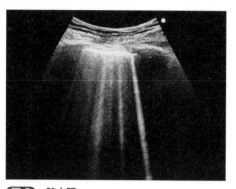

図3 肺水腫
Aラインはみえず，Bラインが目立つ．胸膜面はつるっと平滑にみえる．

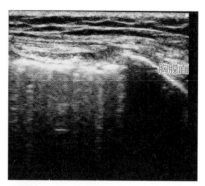

胸膜面

図4 粗雑な胸膜面
正常ではスムースで連続的なはずの胸膜面が炎症でガタガタと途切れ途切れにみえる．

膜面が分厚くなってガタガタ不連続 **図4** であれば，胸膜付近に炎症があることを示唆します．炎症を伴う肺水腫⇒感染性肺炎，間質性肺炎，あるいは ARDS による非心原性肺水腫が原因ではないか？　と推理することとなります．

　今回のケースの所見をまとめると，肺は水浸しですが，炎症によるものではなさそうであり，患者背景からいっても心不全による肺水腫と考えてよさそうです．CRRT による除水を継続し，PEEP を 10cmH$_2$O まで上げました．除水が進むにつれ B ラインが減っていく様子が観察されました．

　このように肺の情報を素早く，あるいは経時的に得られるのが肺エコーの魅力です．

JCOPY 498-13058

肺エコーと緊張性気胸

　先の chapter において心原性肺水腫に肺エコーを活用した症例を紹介しました.

> 【症例の続き】
> PEEP を上げて数時間後, 人工呼吸器の換気量低下アラームが鳴り, 1回換気量が明らかに減少. 収縮期血圧が 140mmHg から 80mmHg まで低下.

　人工呼吸管理中, すなわち陽圧換気中の突然の換気量低下とショック状態…当然, 緊張性気胸を想起しなければなりません. 陽圧換気中の気胸は容易に緊張性気胸となるので要注意です. 特に, 気胸を有する胸部外傷患者であれば, 挿管・陽圧換気開始前に胸腔ドレーンチューブ挿入を考慮します.

　「一番太い血管留置針を何本か出して! 胸腔ドレーンセットもお願い. なければメスとペアンだけでも出してください」と看護師に依頼し, 胸部ポータブル X 線写真もオーダーしました.

　「緊張性気胸の X 線写真があること自体が恥」という救急医療業界? の格言があります. 緊張性気胸は心停止寸前の状況であり, 胸部 X 線写真など画像検査を優先させると貴重な時間を失う　という考えです.

　ただし緊張性気胸の診断が間違っていれば, 逆に患者に気胸を作ることになります. 人工呼吸患者の突然の換気量低下とショック状態⇒緊張性気胸と診断　は安易です. せめてもう 1 つ根拠が欲しいです.

緊張性気胸の身体診察

「ここで肺エコーの登場です!!」ではありません．五感を活用した身体診察は重要です．呼吸音の左右差，気胸を疑う側の呼吸音の減弱や打診による鼓音，皮下気腫の発生などを必死で探します．そして，「これらの所見が1つは必ずあるはずだ．必死で探せ」と伝えるエキスパートもいます．

■聴診■ 「両側呼吸音聴取できますので気胸はなさそうですね」という会話がなされることがあります．本当でしょうか？

虚脱度が大きいほど呼吸音は減弱します．呼吸音の左右差は肺が50%以上虚脱する（Ⅲ度気胸）まではわかりにくいといわれます[1]．よって肺が相当虚脱しない限り，気胸の診断において聴診による呼吸音消失の信頼度は高くないと考えられます．実際，緊張性気胸でも患側の呼吸音減弱がわかったのは4~6割程度だという報告もあります[2]．

また，虚脱率50%未満でも胸膜癒着があれば緊張性気胸になり得ることはあるので軽度の虚脱率を軽視できません．SaO_2と血圧の急激な低下があるとき，聴診所見がほぼ正常だからといって気胸を否定するのは危険といえます．

さらに人工呼吸管理中の患者の評価は難しいです．相当な気胸であっても人工呼吸のパワーはすごく，気胸側の聴診をしているつもりでも，対側の呼吸音までもが聞こえていることが結構あります．

■頸静脈怒張■ 頸静脈怒張は気胸に特異的なものではありませんが，もし気胸があった場合には緊張性気胸に陥っている可能性が高いサインとして重要です．

■患側の胸郭運動の消失，打診での鼓音■ 片側の胸郭運動の消失が明らかであれば，気胸の可能性もあります．しかし，片肺挿管や喀痰による気道閉塞の可能性も否めません．特に，**喀痰による気道閉塞⇒痰が一方向弁になり肺にエアは入るが出てこない　パターンはICUにおいて，たまに，しかし必ずあります**．痰が詰まった方の肺は，当然呼吸音は聞こえず過膨張し打診によって鼓音を呈します．打診を否定はしませんが，むしろ緊張性気胸に心理的バイアスがかかる原因となりがちと感じます（外傷においては，おそらく緊張性気胸の可能性のほうが高いです）．少なくとも，鼓音⇒緊張性気胸　ではなく，痰による一方向弁ストーリーとの"鑑別診

断"が必要であることを意識するべきです.

皮下気腫　広範囲皮下気腫を伴う気胸は非常に医療者泣かせです. 聴診してもブツブツ音だらけでよくわかりません. エコーを当ててもいわゆるEラインだらけで何がなんだかわかりません. 逆に, 人工呼吸や外傷といった背景をもつ患者に皮下気腫と低血圧といった所見が出現したとき, 緊張性気胸の可能性は相当高いと考え臨むべきでしょう. また, ごくわずかな皮下気腫に気がつけるかが重要ともいわれます. **緊張性気胸発生初期の皮下気腫はごくわずかに頸部に出ることもある**　は押さえておきましょう.

　結局, 身体診察において明らかな皮下気腫所見があれば緊張性気胸を示唆する. まして, 人工呼吸や外傷といった背景を有する患者に皮下気腫と低血圧といった所見があれば緊張性気胸を強く疑う　と言えます. 身体診察による緊張性気胸診断は, 陽性診断の確度は高いが陰性診断の確度は低いと表現してもよいかもしれません.

身体診察と肺エコーのどちらを優先させる？

　身体診察による緊張性気胸の根拠探しは最重要ですが, 筆者の経験においてそのどれもがない or 自信をもてない　はかなりあります. 聴診などを重視するものの, 先に紹介したように「意外に」評価は難しいです. まごまごしている間に時間は過ぎていきます.

　しかし, 身体診察と肺エコーは対立するものではありません. 肺エコーは壁側胸膜と臓側胸膜との間にわずかなスペースがあれば検出できるので活用したいです.

肺エコーによる気胸診断の実際

　先の症例に戻ります. 吸気時に右胸郭が上がっていないようにみえます. おそらく右気胸です. まず左前胸部にプローブを当てます. フォーカスを胸膜にあわせて, エコー深度を若干浅くします. 先程と変わらずパッとみてBプロファイルです. 胸膜面をみると lung sliding や lung pulse があります. シロです. 時間はかけられません. すぐに右前胸部にプローブを当てます. 先程, あれほどみえていたBラインが1本もみえなくな

り，A ラインばかりになっています．A プロファイルです．lung sliding, lung pulse はみられません．これは…やはりそうなのか!?　もう一度左胸部にプローブを当てます．やはり B プロファイルです．全然違います．左右差の確認は非常に有効です．

　「よし，緊急脱気だ !!」教科書通り第二肋間鎖骨中線に 18G の血管留置針を刺しました．エコー所見からそこに肺がないことは確認済みです．「プシューっ！」という音とともに留置針から空気が吹き出しました！　観血的動脈圧がみるみる上昇しました．

　その後，胸腔ドレーンが挿入された頃，「ポータブル来ました～」とポータブル X 線写真撮影装置を押しながら放射線技師がやって来ました．「緊張性気胸の X 線写真があること自体が恥」と言われる所以（ゆえん）はここにあります．放射線技師も暇ではなく，「すぐ来てくれることもあれば，一向に来ないこともある」は多くの施設において同様ではないでしょうか．

　筆者は，身体診察を重視する姿勢は強調したいですが，身体診察で確信をもてないことは少なくない　ことも強調したいです．そして肺エコーと組みあわせることによって，はるかに診断精度を高めることができます．

　また，肺エコーによって気胸の診断ができるのであり，それが緊張性気胸であるかはバイタルサインとの総合判断となります．

肺・胸郭の臓側胸膜・壁側胸膜

　肺を覆う胸膜を臓側胸膜，胸壁の内側を覆う胸膜を壁側胸膜とよびます 図1．臓側胸膜と壁側胸膜は肺門部でつながっており「地続き」です．

　臓側胸膜と壁側胸膜の間のスペースを胸膜腔とよび，潤滑のための漿液で満たされています．胸膜が分泌する液ですが，ごくわずかな量であり，臓側胸膜と壁側胸膜は密着しています．

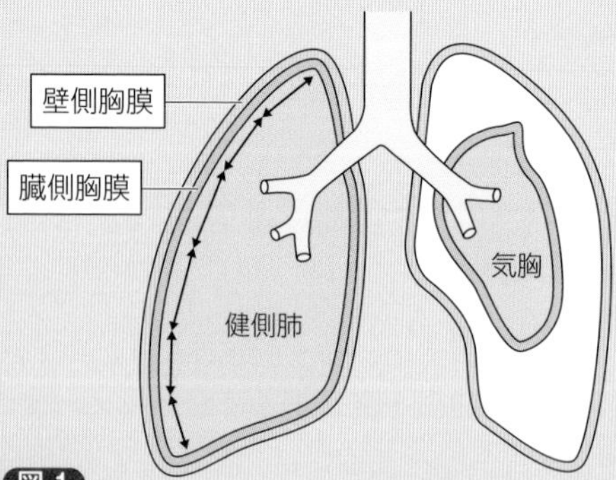

壁側胸膜
臓側胸膜
気胸
健側肺
図1

　「常に動く臓側胸膜」「不動の壁側胸膜」「両者は密着」していること

JCOPY 498-13058

から，臓側胸膜は壁側胸膜の下をスライドするような動きをします（**図1** の↔はスライドのイメージ）．

肺エコーによる気胸診断のピットフォール

気胸診断は肺エコーのファーストステップです．実際に気胸を診断する際の注意点や騙されやすいポイントをまとめます．

BLUE-protocol（➡ p.36）において最初に lung sliding の確認をします．臓側胸膜と壁側胸膜の呼吸性のズレという非常にシンプルな所見（スライディング）を観察します．スライディングがあれば2枚の膜が接しているということになり，気胸が存在しないサインの1つになります．あくまで1つのサインです．

Lung sliding はスライディングを B モードによって直接，ある意味単純に観察しますが，「本当にスライディングしているのかな？」と確信をもてないときがあります．そのようなとき，M モードを活用しましょう．M モードは motion（動き）モードであり横軸は時間です．動きを時系列でみたものであり，正常であれば有名な seashore sign が描出されます **図2**．画面縦方向中央よりやや上の白い線が胸膜コンプレックスです．白い線より上はストライプ模様にみえ，さざ波の海（sea）に例えます **図3**．白い線より下は胸膜ラインの虚像なのですが，虚像の元となる胸膜コンプレックスが呼吸性に細かく動くために，ざらざらのノイズとして表現されます．これが砂浜（shore）のようにみえます．これらをあわせて **seashore sign** とよびます．臓側胸膜が呼吸性にスライド⇒臓側胸膜が壁側胸膜直下にある　と解釈できるので，seashore sign があれば気胸は否定的という1つの手がかりとなります．

気胸があればどのようなエコー画像になるのか？　呼吸ごとにスライドする臓側胸膜がなくなるので，M モードのビーム上のあらゆる構造物が動かないということになります．すると，横軸に時間をとる M モードにおいて各点がずっと動かないので，ただの真っ直ぐな横線の集合体となります **図4**．Seashore sign **図2** と比較すると，shore の部分が消えて sea のみです．これを seashore sign の消失と言います．またその見た目からバーコードサイン，あるいは stratosphere sign（成層圏サイン）と

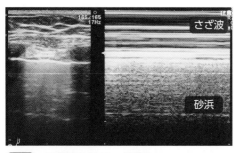
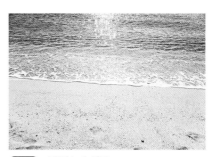

図2 正常肺のMモード所見
左）Bモード，右）Mモード．Mモードの横軸は時間．
胸膜以上がさざ波のような平行線となり，胸膜以下が
ざらざらの砂浜のようにみえ，seashore signとよば
れる．

図3 砂浜とさざ波

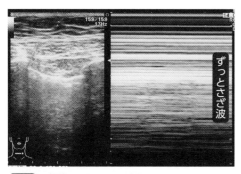

図4 気胸のMモード所見
砂浜の部分がなくなり，上から下までさざ波のような
線が続く（seashore signの消失）

よびます．

Lung slidingがない⇒気胸，seashore signの消失⇒気胸　ではない

胸膜のスライドがseashore signを生み出すので，seashore signの消
失は「lung slidingがありませんよー」という意味でしかありません．そ
してlung slidingやseashore signがなければ即気胸　ではありません．
BLUE-protocol（Chapter 04 **図1** ⇒ p.36）に お い て，lung
slidingがない場合にさらに枝分かれがあります．Aプロファイルの場合，
lung pointという気胸部分と正常部分の境界所見を探します．lung

JCOPY 498-13058

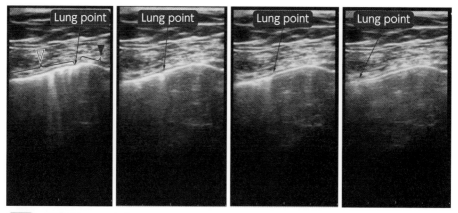

図5 気胸の lung point
呼吸にあわせて正常肺が行ったり来たりして，あたかもカーテンが開いたり閉まったりするかのようにみえる．▽は正常肺部分でBラインや短い lung comet がみられる．▼は気胸腔部分で，縦線は一切みられず，代わりに横線（Aライン）がみられる．これらの境界部分が lung point.

　point では，吸気の際に正常肺が視野に入り呼気でまた画面外に逃げる…といった所見が観察されます **図5**．カーテンが開閉するようにみえるので，カーテンサインとよばれることもあります．**Lung sliding や seashore sign がないことに加えて，lung point を観察できれば，気胸の確定診断**です．これはかなり強い所見です．

Lung point がなければ？

　BLUE-protocol において，lung point がなければ他の診断法を用います（Chapter 4 **図1** ➡ p.36）．
　他の診断方法とは？　筆者は，病歴，身体所見に胸部 X 線写真・胸部 CT 画像などの画像所見を加味して総合的に診断する　ことと考えます．
　もちろん緊張性気胸などの超緊急の場合は画像所見を加える余裕などありません．先の症例においては，lung point を確認できませんでしたが，病歴と身体所見から気胸として対処しました．このように，気胸であれば必ず lung point があるわけではないです．
　Lung point は正常（臓側胸膜と壁側胸膜が接する部分）と気胸の境目の所見なので，そこに境目がなければ lung point はありません．ゆえに

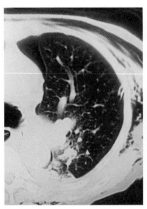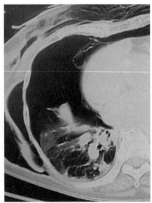

図6 肺虚脱の程度と lung point
左図では前胸部で容易に lung point が観察されるが，右図では前胸部
で lung point は観察されない.

ほとんど肺が虚脱してしまったような高度な気胸であれば，ルーチン検査
で lung point を確認できないことも珍しくありません **図6**．もちろん
このような場合でもかなり背側までプローブをずらして探していけば
lung point がみつかる可能性はあります．ただ実臨床は難しく，緊張性
気胸を疑い迅速な診断・迅速な決断が要求される状況において，じっくり
lung point を探す時間などありません．症例のように，総合的に判断す
ることが重要です．

Lung sliding がない B プロファイル

BLUE-protocol において，lung sliding がない B プロファイル（B'
プロファイル）は肺炎とされ，特異度 100% です（Chapter 4 **表1** ➡
p.39）．胸膜直下の炎症による胸膜癒着で lung sliding が観察されないの
だ　という説明がなされます[3]．

前胸部における lung sliding の観察は難しい

盲点となりがちなのですが，**前胸部（特に肺尖部）では lung sliding
がみえにくい**　です[4,5]．これには筆者も何度も悩まされました．

なぜみえにくいのか，筆者が考える理由です．前胸部，特に upper BLUE-point 付近の肺は構造上過膨張をきたしやすいです．過膨張肺とは，肺胞は拡張する一方，収縮⇔拡張の動きは少ないことを意味します．つまり，その領域の肺がパンパンに膨らみっぱなしで動きが少なく，lung sliding も非常にわかりにくいということになります．

よって，特に人工呼吸患者などで前胸部において lung sliding が消失しているようにみえるとき，「この所見ホントかな？」と疑い，少し側胸部側にプローブをずらしスライディングの有無を確認することが大切です．

Lung pulse も意識したいです．lung sliding に似ますが，呼吸ではなく心拍による小さなスライディングです．Lung sliding と意味合いは同じですので，これがみられれば正常肺がそこにあるということになり，気胸は否定的です．Lung pulse もわかりづらいときは，M モードを活用するとわかりやすくなることがあります．Lung pulse があると心拍にあわせて周期的に画面を縦に走るノイズとして認識することもできます．

その他，胸膜に起始する縦線も活用すべきです．B ラインや lung comet があれば，臓側胸膜（正常肺）があるという所見です．逆にこれらのラインの消失は，気胸の可能性を示唆します．Lung sliding が消失しているようにみえても，明らかに B ラインや lung comet を観察できるのであれば，「ちょっと待て．本当に気胸か？」と踏みとどまらなければなりません．結局，肺エコーは気胸を示唆する所見を得るのに非常に有用ですが，肺エコーだけで気胸を確定診断したいなら「lung point あり」が必須です **表1**．そして，「lung sliding なし」は気胸だけでなく，多くの呼吸障害や人工呼吸患者にあり得る所見なのです **表2**．

気胸診断のポイント
問題は lung sliding があるかないかではなく，そこに肺があるかないか．

表1　気胸と診断する手がかり

・Lung sliding（lung pulse）なし
・縦線（B ライン/lung comet）なし
・Seashore sign 消失
・Lung point あり（確定診断）

表2　Lung sliding がないときに考えられる病態

・気胸
・肺炎
・胸膜癒着
・当該部位の換気消失（片肺挿管，無気肺，無呼吸，ブラ），過膨張

【参考文献】
1) 工藤翔二, 監修. 聴いて見て考える肺の聴診. アトムス; 2014.
2) Roberts DJ, Leigh-Smith S, Faris PD, et al. Clinical presentation of patients with tension pneumothorax: A systematic review. Ann Surg. 2015; 261: 1068-78.
3) Lichtenstein DA, Mezière GA. Relevance of lung ultrasound in the diagnosis of acute respiratory failure: the BLUE protocol. Chest. 2008; 134: 117-25.
4) Lichtenstein DA, Menu Y. A bedside ultrasound sign ruling out pneumothorax in the critically ill. Lung sliding. Chest. 1995; 108: 1345-8.
5) Khalil MM, Salem HM, Habib SM. Validity of pleural sliding sign in patients on controlled mechanical ventilation. Egypt J Chest Dis Tuberc. 2020; 69: 509-15.

JCOPY 498-13058

コラム COLUMN　肺エコーによる気胸評価を経験するために

　率直に言って，胸部X線写真・胸部CT画像へのアクセスのよさを考えると肺エコーによって肺炎の診断をしても患者の予後に影響はないです．しかし気胸は，肺エコーによる迅速診断パワーを発揮できる疾患であり，患者の予後改善につながる可能性もあります．ぜひchapter7をしっかり理解してください．

　ERは肺エコーによる気胸診断トレーニングの場として最適です．自然気胸患者においてX線写真のみならずCT画像撮影がなされることが多いのではないでしょうか．若手医療者には，CTを撮影された後でもよいので，ぜひ肺エコーを実施することをお勧めします．「CTでlung pointはこのへんだったっけ？」と"カンニング"をしながら，肺エコーの醍醐味を味わうことができます．肺エコー能力が著しく向上します．

　肺切除術など胸部手術後患者も，肺エコーによる気胸診断トレーニングの対象となります．胸腔ドレーンが入っているほうがありがたいです．こうした患者は，術直後，胸腔内に気胸といえるわずかなフリースペースがあるのが通常であり，数日で自然消滅します．少しでも胸腔内にフリースペースがあれば，肺エコーによる気胸診断ができます．

　もちろん，患者に検査の目的と検査結果について説明することを怠ってはなりません．

偽 lung point に騙されるな！

　本 chapter は応用編です．肺エコーにある程度慣れてから読んでください．

　先の chapter で lung point があれば気胸の確定診断です！ と言い切りました．実際にそう断言する記事を多くみかけます．
　実は，lung point のようにみえて本当は lung point ではないパターンや確かに lung point ではあるけども気胸を意味しないというパターンがあります[1]．Lung point あり所見は気胸を強く示唆するが，実臨床においては特異度100％までではないと理解してください．

① 生理学的 lung point
　ある患者において，第4・5肋間傍胸骨領域にリニアプローブを長軸方向に（肋骨と直交するように）当てたところ，lung point が描出されました **図1**．実はこの lung point は正常所見です．読者自身の胸にプローブを当てて試してみてください．同様の画像が得られます．
　これは縦隔と肺の辺縁部分の境目が作る lung point です．この部位の肺は縦隔との境界の端であるので尖形です **図2**．この尖形部分（肺の端）が呼吸運動によって縦隔の上に重なったり，引っ込んだりすることでいわゆるカーテンサインを生み出します．気胸腔のようにみえる所見があります **図1**．これは縦隔組織です．**図1** をよくみると，肺側の胸膜コンプレックスと連続するように白い層が縦隔側に続いています．一見すると壁側胸膜のようにみえますが，これは胸膜ではありません．壁側胸膜を裏打ちする層である内胸筋膜であり，胸腔部分においては壁側胸膜と重なるのでそれ単独としてはみえません．しかし縦隔部分には胸膜自体がないので，高エコーの層（白い線）として認識されるわけです．また静止画では

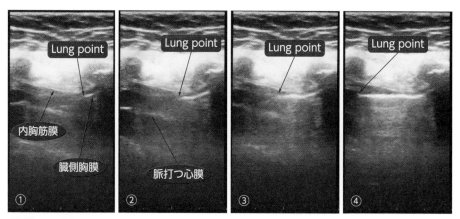

図1　生理学的 lung point
縦隔と正常肺との間にみえる病的意義のない lung point．第4肋間胸骨左縁にリニアプローブを当てている．
向かって左が縦隔側，右が肺側．①⇒④と吸気にあわせて臓側胸膜が縦隔に覆い被さってくる．

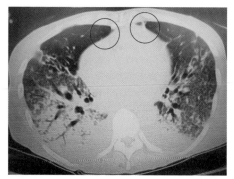

図2　胸部 CT 画像でみる生理学的 lung point
肺の辺縁が吸気運動をすることで（○部分），生理学的
lung point を作り出す．

わかりませんが，縦隔側の深層に心拍と同期して脈打つ層がみられます．
これは心膜です．
　この縦隔と肺の辺縁部分の境目が作る lung point は生理学的 lung
point とよばれる正常所見です．
　生理学的 lung point と病的な lung point を見分ける方法を考えてみ
ましょう．気胸であれば，胸腔内は肺から漏れ出た大量の空気で満ちてお
り，A ラインが非常に目立ちます．一方，生理学的 lung point は気胸腔

の代わりに縦隔組織があるので，皮膚面から心膜に至るまで組織がギッチリと詰まっています．エコービームをバチーンと跳ね返す空気との境界面がそもそも存在しないので，**A ラインが作られない**のです．心膜が描出されることも気胸の場合にはあり得ない所見です．気胸では胸膜直下に空気があるのでそれ以上深部の構造物はみえません．

> **生理学的 lung point**
> ・正常肺と縦隔の境界（気胸ではない）．
> ・Lung sliding がない部分（縦隔側）に，A ラインがないこと，脈打つ心膜が存在することが特徴．
> ・胸骨付近でみられる lung point には要注意．

② 偽 lung point

　肺挫傷の部分でみられる偽 lung point も，騙される可能性のあるパターンとして報告が散見されます（頻度は多くはありません）．胸部外傷などで肺がダメージを受けるとその部分が炎症を起こし硬く変質します．その部分の lung sliding が消失し気胸と誤認される可能性があります．しかし，**lung sliding が消失している部分にもちゃんと肺（挫傷肺）がある**ので，気胸とは所見が異なります．偽 lung point では **seashore sign**（M モード所見）**が完全に消失しない，B ラインが存在し得る，lung pulse が存在し得る**という特徴があります．肺がそこに存在する（気胸ではない）ことを示します．また，偽 lung point 部分では胸膜が途切れる（連続性が断たれる）という所見がみられることがあり，これも一般的に気胸ではみられません．

> **偽 lung point**
> ・正常肺と肺挫傷部分の境界（気胸ではない）．
> ・Lung sliding がない部分（挫傷部分）で，seashore sign が完全に消失しないこと，B ライン，lung pulse が存在し得ること，胸膜が途切れ得ることなどが特徴．

③ Bleb point

　これも非常に騙されやすく，頻度がそれなりに多いのでしっかり認識し

JCOPY 498-13058

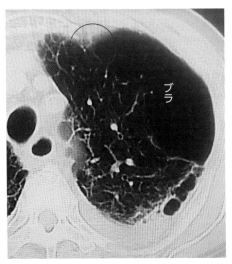

図3 胸部 CT 画像でみる bleb point
ブラと正常肺との境界（○部分）は，lung point と
酷似する bleb point を生み出す．

たい所見です．肺エコーに取り組み始めて少し慣れてきた医療者が罠にハ
マりやすい印象があります．

　高度肺気腫などにおいて胸膜直下にブラ（肺囊胞）が存在することがあ
ります **図3** ．ブラは空気で満たされているのでブラ部分にエコーを当て
ると，ビームを跳ね返し **A ラインがくっきり** 目立ちます．しかもブラ部
分はパンパンに張っていて換気運動がみられないことがあります．すると
lung sliding が消失します．この **ブラ領域と正常肺の境界が本物の lung
point** とそっくりにみえます（bleb point）．これは実に厄介です．本物
の lung point と何も変わりません．Lung sliding がみられないために
seashore sign はみられず，実に薄っぺらな膜に覆われた囊胞は心臓の拍
動による lung pulse すら胸膜直下に伝えることができないので，lung
pulse も消失します．加えて bleb point の所見を呈するようなブラの膜
は非常に薄く肺組織も含まないので B ラインや lung comet といった縦
線もみられません．

　本物の lung point と bleb point を見分けることは不可能です．ただ
のブラを気胸と誤認して脱気処置をすることで気胸を作り出すリスクがあ

ります．臨床経過，症状，バイタルサイン，他の身体所見などを併せて総合的に判断していくことが求められます．**緊張性気胸を強く疑う状況（呼吸障害，ショックを合併）であればエコー所見のみで即座に脱気を考慮**する必要がありますが，そうでなければ落ち着いて追加の画像評価をしてから判断するほうがよいでしょう．Lung point をみつけても「これ本物かな？ ブラじゃないのかなー？」と，自分の中で常にチェック機構を働かせる癖を身につけましょう．

Bleb point
・正常肺とブラとの境界（気胸ではない）．
・エコー所見は本物の lung point と何も変わらない！
・常にこれを頭の片隅に置き，可能な限り身体所見や他の画像所見とあわせて判断する．
・一方，緊張性気胸を疑う場合は胸部 X 線写真を撮っている場合ではない．

【参考文献】
1) Skulec R, Parizek T, David M, et al. Lung point sign in ultrasound diagnostics of pneumothorax: imitations and variants. Emerg Med Int. 2021: 6897946.

JCOPY 498-13058

緊張性気胸と緊急脱気

　緊張性気胸をみたら君はどうする？胸部ポータブルX線写真をよんで…はあかんで．放射線技師が来るまでの間に心停止するかもしれない．**「緊張性気胸のX線写真があること自体が恥」**という救急医療業界？の格言がある．緊張性気胸は心停止寸前の状況であり，X線写真など画像検査を優先させると貴重な時間を失うんやで．

　胸腔ドレーンチューブを留置する？まずはその前に緊急脱気や．緊張性気胸を疑ったら，**ただちに18G**ぐらいの血管留置針を刺すんや．

　君の胸骨の上から1/4あたりを触ってみようか．盛り上がっているところがあるやろ．そこが胸骨柄や．そこから指を真横にスライドさせて触れるのが第2肋骨であり，その下が第2〜第3肋間．

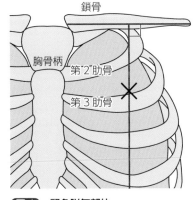

図1　緊急脱気部位

第2〜第3肋間と鎖骨中線が交わる部分を刺すんやで．もちろん，肋間動脈を避けるため第3肋骨の上縁をかすめるように血管留置針を刺すんや．この部位の下の臓器は肺のみなので，**診断が間違っていても気胸を起こすだけなので安全と言われている**．

　鎖骨中線って何かって？鎖骨の中央から垂直に線を足側に垂らすイメージや．肋骨中線ではないで〜．

　非常によく勉強している専攻医です．しかし，彼のメッセージに怖さを感じます．緊張性気胸は急死もあり得る疾患であり，「緊張性気胸を疑えばすぐに緊急脱気」を彼以外からも聞いたことがあります．本当に「緊張性気胸を疑えばすぐに緊急脱気」でよいのでしょうか？

非挿管患者の緊張性気胸症状と頻度

普遍的な症状
胸痛，呼吸障害
一般的な症状（50〜75%）
頻脈，患側のエア入りの低下
一般的ではない症状（25%未満）
低 SaO_2，気管偏位，高血圧
稀な所見（約10%）
チアノーゼ，（打診による）鼓音，意識レベルの低下，片側の過膨張，片側の呼吸運動低下，急性上腹部痛，心尖部の位置異常，胸骨部の鼓音

原文では awake patients とされているが，文意は挿管・人工呼吸管理されていない患者であるので非挿管患者とした.
（文献 1 より引用）

緊張性気胸の診断方法

タイトルが Tension pneumothorax--time for a re-think?（緊張性気胸—考え直す時期？）であるレビューがあります[1]. 緊張性気胸は発生が稀であることから，多くの症例報告をまとめたレビューです. 緊張性気胸はそもそも診断方法が全く定まっておらず，臨床症状を重視したものから，恥であるはずの画像所見を重視した報告までさまざまであるとされました.

非挿管患者の緊張性気胸の症状と頻度 表 1

レビューは 18 症例報告から，非挿管患者の緊張性気胸所見を収集しました[1]. 初期症状や受傷から診断に至る時間は，数分から 16 時間と大きく異なりました. 後述する人工呼吸管理中の緊張性気胸と異なり，非挿管患者は代償機転が働くので循環虚脱は稀であり，低酸素血症を伴う呼吸障害が，初期から，あるいは進行性に顕著となるとされました. 要は，呼吸障害症状＞循環障害症状 です. 初期の低酸素血症や呼吸障害は緊張性気胸の重度度に関係するものの，容赦なく進行する症状を重視して緊張性気胸を評価するほうが大切であるとされました. ただし，筆者の考えとしては，**外傷患者においては，その限りではない，症状の進行をみている余裕**

JCOPY 498-13058

表2 人工呼吸管理中患者における進行した緊張性気胸の症状

進行した緊張性気胸の症状	割合（%）
皮下気腫	100
頻脈	95
呼吸音減弱	87
（打診による）鼓音	85
収縮期血圧 <90mmHg	81
チアノーゼ	75
低 PaO_2	70
気管偏位	60

（文献2より引用）

はない　と捉えたほうがよいでしょう．

進行した緊張性気胸の症状と頻度 表2

　進行した緊張性気胸71症例を集めた報告（1974年）があり，緊張性気胸の解説において必ずといってよいぐらい引用されます[2]．「いかにも緊張性気胸」症状が高頻度です．診断が遅れた症例を対象としており，「いかにも」が多いと言えます．

人工呼吸管理中患者における緊張性気胸の症状と頻度 表3

　人工呼吸器はエアを容赦なく陽圧で押し込むため，非挿管患者に比して緊張性気胸の発生する可能性は著しく高いです．まして，胸部外傷・COPD・肺炎・ブラといった肺に脆弱な部分がある疾患であれば，人工呼吸による陽圧換気は著しく気胸のリスクを上げることを常に意識しなければなりません．

　先のレビューは，25症例報告から，人工呼吸管理中の患者の緊張性気胸所見についても収集しました[1]．非挿管患者に比して，循環障害が主であることがわかります．「人工呼吸器回路圧上昇，片側の過膨張，片側の胸郭運動の低下，片側の吸気音の減弱」はそれぞれ33%程度であり，「皮

表3 人工呼吸管理中患者における緊張性気胸の症状と頻度

普遍的な症状

急激な発症, 動脈血や混合静脈血酸素飽和度の迅速かつ進行性の低下, 迅速な心拍出量の低下 and/or 血圧の低下

よくある症状（それぞれ 33%程度）

人工呼吸器回路圧上昇, 片側の過膨張, 片側の胸郭運動の低下, 片側の吸気音の減弱

一般的ではない症状（それぞれ 20%程度）

皮下気腫, 頸静脈怒張

（文献 1 より引用）

表4 緊張性気胸の身体所見

- 頸静脈の怒張
- 頸部気管の健側への偏位
- 患側胸郭の膨張
- 患側胸郭の動きの減弱
- 患側呼吸音の減弱
- 患側胸郭の打診時の鼓音増強
- 患側胸壁の皮下気腫

（文献 3 より改変）

表5 緊張性気胸を起こす患者背景と病歴

- 気管支喘息患者
- COPD 患者
- 人工呼吸器装着直後
- 人工呼吸管理中
- 胸部外傷患者
- 上記の背景が重なったとき

} の急激な呼吸循環障害

（文献 3 より改変）

　　下気腫, 頸静脈怒張」はそれぞれ 20%程度でした.

　　1974 年の報告 **表2** と違い, 急激な循環症状と低酸素血症以外は必ずしもすべての症状がそろわないこと示唆します.

救急医療テキストで語られる緊張性気胸 表4, 表5

　　救急医療テキストにおいて緊張性気胸は必ず触れられます. 救急医療にかかわらず人工呼吸を扱う医療者は, 緊張性気胸の身体所見をしっかり覚えなければならず, 一方で, それらの多くがそろう可能性は極めて低いことも理解しなければなりません.

JCOPY 498-13058

【症例】

外科手術後，肺炎を合併したため人工呼吸管理されている患者．バイタルサインは比較的安定している．ある朝，ベテラン外科医がICU訪床しその日の胸部X線写真に目を通した．

「あかんやないか．右肺気胸を見逃している」．外科医自らドレーンを素早く挿入した．

担当エキスパート看護師「おかしいな．ドレーンを入れたとき，シュー音がなかった．持続吸引をしているのにリーク所見が全くない」．

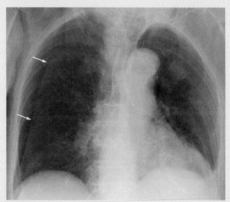

図2　気胸と誤診されやすい皮膚の皺
気胸を思わせるライン（→）の外側肺野によくみると肺紋理がある．当時のX線写真はないので同様の症例の画像を掲載．

　数十年前の実話です．背中の皮膚の皺（たるみ）が線状に映ったことよるものでした．外科医の指摘に対して適切な反論をできなかった筆者は，以後「皮膚の皺ハンター」をしていますが，かなり頻度は多いです．シーツの皺がみえるときもあります．胸部CTによる気胸の画像診断は楽勝ですが，胸部X線写真による診断は時として難しく，毎回真剣に勝負しなければなりません　表6　表7 ．

　そして担当看護師はプロでした．ポイントを押さえた観察をしています．緊張性気胸が真に存在すれば，緊急脱気なりドレーンにより胸腔を開放する瞬間にシューと音がし，持続吸引においてしばらくリークが観察されます．

表6 気胸のX線写真所見
片側かつ同側に
・明瞭な肺の外側縁線が胸壁に沿って走行
・透過性亢進
・肋骨横隔膜角が深く下方に伸びる（deep sulcus sign **図3**）
・上腹部の透過性の亢進（abdominal quadrant hyperlucency）

（文献1より引用）

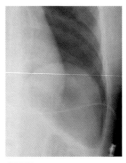

図3 Deep sulcus sign

表7 気胸と緊張性気胸のX線写真所見
片側性（患側）の過膨張所見
・横隔膜の平坦所見
・肋骨間拡張
・胸腔容積の増加
縦隔への圧力
・患側の心臓境界の平坦化
・対側への縦隔偏位

（文献1より引用）

偽性気胸（pseudopneumothorax）

　先の症例のように，気胸と誤診される疾患（状況）を偽性気胸とよびます．背中の皮膚の皺は偽性気胸の代表ですが，巨大ブラや外傷による横隔膜損傷などの報告があります．巨大ブラを有する患者は気胸を起こすリスクが高いですが，気胸がないのに胸腔穿刺をすれば致命傷となる可能性があります．

「緊張性気胸を疑えば即脱気」をすればよいのか？

　少し脱線します．血圧が不安定であり意識レベルや呼吸状態が悪い多発外傷患者をいきなりCT室に連れ込み，CT室で心停止　といった悲劇はかつて珍しくありませんでした．それを改善するために「CT室は死のトンネル」という標語が生まれ，JATEC™といった外傷標準教育が充実し，血管確保・挿管・人工呼吸など患者を安定させてからCT室へ移動することがマスト業務となりました（➡ p.131）．看護師1人におまかせ　など論外であり，医師も含めた複数の医療者でCT室へ向かうのは当然です．おかげで外傷診療における「防ぎ得た死（preventable death）」は激減しました．

　緊張性気胸においても似た構図があります．危険なバイタルサインを呈した緊張性気胸患者へのX線写真やCT画像を優先させた結果，患者がX線検査室やCT室で急変し死亡　といった悲劇も「防ぎ得た死」であ

JCOPY 498-13058

り，おそらくかつて珍しくありませんでした．こういった状況に，名著『研修医当直御法度』[3] の著者である寺沢秀一先生などが警鐘を鳴らしてきました．提唱者は不明ですが，本 chapter 冒頭の標語「**緊張性気胸の X 線写真があること自体が恥**」も生まれました．

寺沢先生のメッセージ[4] は，あくまで「危険なバイタルサインを呈した緊張性気胸の患者を X 線検査室や CT 室に連れていき，画像診断しようとすることがある」を戒め，「理学的所見を重視しよう」であり，「疑ったらいきなり緊急脱気」ではありません．

次 chapter において，緊張性気胸を疑ったら緊急脱気　が本当に正しいのか？ について問います．

【参考文献】

1) Leigh-Smith S, Harris T. Tension pneumothorax--time for a re-think? Emerg Med J. 2005; 22: 8-16.
2) Steier M, Ching N, Roberts EB, et al. Pneumothorax complicating continuous ventilatory support. J Thorac Cardiovasc Surg. 1974; 67: 17-23.
3) 寺沢秀一, 林 寛之. 研修医当直御法度 第 7 版. ピットフォールとエッセンシャルズ. 三輪書店; 2022.
4) 寺沢秀一. パネルディスカッション 内科医が知っておくべき救急医療 3. 呼吸困難を訴える患者をどう扱うか. 日本内科学会雑誌. 2008; 97; 2191-7.

偽性緊張性気胸？

Chapter 7 の症例に似た状況です．人工呼吸管理中であり，緊張性気
胸発生の可能性を想起しなければなりません．

緊急脱気のための太い血管留置針の準備をしながら，鼻息も荒く肺エ
コーを施行すると，確かに左の lung sliding が消失しているようにみえ
ました．しかし，どこか違和感がありました．そのときははっきりと言語
化するほどの知識をもちあわせていませんでしたが，今にして思うと左前
胸部で「lung comet や B ラインなどの縦線が消失していなかった」ので
す．

「緊張性気胸の X 線写真があること自体が恥」格言（➡ p.47）が脳裏
を横切りましたが，バイタルサインは悪いなりに安定しており，至急ポー
タブル X 線写真撮影を行うことしました．

【症例 1 のつづき】
放射線技師が比較的早く到着．胸部 X 線写真において末梢まで肺血管
影を追え，気胸はなし…「痰詰まりか！」．気管支鏡をすると左の気管
支の入口を恐ろしく粘稠な痰が覆っている．それを吸引除去すると，
みるみるうちに患者の酸素化は改善しバイタルサインも安定化した．た
だし，痰の粘稠性のため気管支鏡の吸引口からの吸引はできず，先端

についた巨大な痰を気管支鏡ごと挿管チューブ外に引きずり出した.

　読者は，鳥もちをご存知でしょうか？　かつて，木の枝におそろしく粘稠なゴム状の物質（鳥もち）を塗り野鳥をつかまえました．おそろしく粘稠な痰をみると鳥もちを思い出します．ちなみに粘稠は「ねんちょう」と読まれがちですが，正しくは「ねんちゅう」です.

　重症高齢患者の痰の喀出能力・咳反射能力が著しく落ちることは珍しくないです．痰の量が多く粘稠であると，看護師による定期的な吸痰行為では取り除くことが難しく，時間が経過すると鳥もち状の巨大な痰が形成され太いレベルの気管を閉塞することがあります.

　鳥もち状の痰は，吸引チューブで取ることは不可能です．気管支鏡を用いない限り取り除くことはできません.

筆者研修医時代の鬼軍曹恩師の教え
「お前は，この患者から痰が引けないから，痰がないという．しかし，痰が極度に粘稠であるとき痰など引けないことはザラにある．痰が全く引けません　といったときこそ怖いのだ.」

　痰をズルズル引けるような状態で，鳥もち状の痰による気管支閉塞事件は起こりません．担当看護師から，人工呼吸患者の痰の量や性状・変化情報を収集することは非常に重要です.

緊張性気胸 or 痰詰まり??

【症例 2】
70 歳代，男性．肺炎に対して人工呼吸管理されていた．突然，人工呼吸器換気圧が上昇し SaO_2 が低下し血圧も低下しショック状態となった．左側胸郭が過膨張しており呼吸音も聞こえづらい.
集中治療医を目指す若手当直医師「左側の緊張性気胸だ．緊急脱気をしよう」.
左側緊急脱気が行われた．さらにジャクソンリース回路による用手換

気，吸痰などをしているうちに，急激に SaO$_2$ や血圧が回復した.

　こういったイベントの多くは，若手医師を試すように休日や時間外に発生します.
　本症例もまさにそれでした. 週明けは武勇伝をめぐって大騒ぎです. そして，その際留置された胸腔ドレーンもまもなく無事に抜去されました.

【症例 2 のつづき】
平日日勤帯に，同患者において先の"緊張性気胸"と全く同じ現象が
発生‼　確かに，左聴診音は全く聞こえず，打診による鼓音もある.
筆者「同じことが二度も起こるかな？　急いで気管支鏡をしてみよう」.

　実は，症例 2 の最初のエピソード後，指導医の間で「本当に緊張性気胸だったのかな？　窒息でも同じ状況があり得る」という話になりました. そのような伏線があったこともあり，気管支鏡を行ったところ，鳥もちパターンでした.
　もちろん，初回のエピソードは緊張性気胸であったのかもしれません. 検証はできません.

【症例 3】
1 歳. 小児 ICU にて肺炎に対して挿管・人工呼吸管理されていた. 突
然，人工呼吸器換気圧が上昇し SaO$_2$ が低下し血圧も低下しショック
状態となった. 視診において両側胸郭は明らかに過膨張している.
当直医「両側肺の緊張性気胸だ. 緊急脱気をしよう」.
両側胸郭にメスを入れ開放することによる緊急脱気が行われた. さら
にジャクソンリースによる用手換気，吸痰などをしているうちに，急激
に SaO$_2$ や血圧が回復した.

　筆者勤務施設ではなく他施設における症例です. 主治医から経過をプレゼンされ，どう思うか意見を求められました. 筆者が症例 2 を経験した後です.

JCOPY 498-13058

> 筆者「痰詰まり，窒息はあり得るかな〜」
> 主治医「やはり，そう思いますか．両側緊張性気胸であったと今もされているけれど，どこか納得できなくて…」

偽性緊張性気胸?

Chapter 9において，偽性気胸について解説しました．

偽性緊張性気胸という言葉は，おそらく一般的ではないです．症例報告も探しましたがありませんでした．「緊張性気胸と誤診しました」は報告できないからかもしれません．

偽性気胸の原因（誤診する状況・疾患）として，背中の皮膚の皺や巨大ブラや横隔膜損傷などがあり得ることを紹介しましたが，これらの患者が気胸以外の原因でショック状態を呈すれば，緊張性気胸と診断されることはあり得ます．「緊張性気胸を疑えば即脱気」ポリシーであれば，気胸を医原性に作り，さらに担当医が緊張性気胸という病名にアンカリングすることによりショック状態の正診が遅れる可能性があります．

痰詰まりによる偽性緊張性気胸

偽性気胸・偽性緊張性気胸は，気胸と誤診されなければその存在自体が消失するので扱いが難しい面があります．

筆者は，痰詰まりによる偽性緊張性気胸が多いとは言いませんが，人工呼吸管理をする施設であれば1年に1〜数例のレベルで起こっているのではないかと考えています．

痰詰まりトラブルのレビューをみつけることができなかったので，気管異物のレビュー[1]を参考とすると，気管異物によって4通りのバルブが生じ得ます．

- Bypass valve: 軽度の閉塞でありエアの往復はある．
- Check valve: エアが肺側に流れるが排出されない．
- Stop valve: 吸気・呼気ともに流れない．完全閉塞 or check valve の進行によるものが大半．
- Ball valve: 呼気時に異物は離れるが（浮き上がるが），吸気時にバ

ルブとなる.

　おそろしく粘稠な巨大痰が，左右気管支レベルに存在するとき，check valve や stop valve となることは想像に難くないです．閉塞側の胸腔圧が急上昇するという意味においては緊張性気胸と病態は同じです．片側肺は過膨張し胸郭の動きは消失し，呼吸音は全く聞こえず，恐ろしい低酸素血症となります．巨大痰が気管分岐部レベルに位置すれば，両側の緊張性気胸と誤診されかねません.

【症例 4】

ER に気管支喘息の既往がある患者が来院．室内気で SaO_2 85% 程度で収縮期血圧 90mmHg 程度．30 分ほど前から呼吸が非常に苦しいという．両側の呼吸音はしっかり聞こえる．肺血栓塞栓症などが想起され胸部 CT 画像撮影をしたところ，両側気胸であった．両側の deep sulcus sign 陽性であり，両側緊張性気胸と診断された．診断された後も呼吸音は聞かれた.

呼吸器外科専門医「これだけの両側緊張性気胸であるなら，身体所見が必ずあったはずだ．呼吸音なんてあるわけがない.」

　臨床医学は難しいです．緊張性気胸をそれなりに経験した筆者は断言します．緊張性気胸であっても呼吸音が聞こえるときは珍しくなく，特に人工呼吸時は聞こえることがあります．人工呼吸器の陽圧換気パワーによる音かと推測しますが，対側の呼吸音が聞こえている可能性もあるかも　と考えています．Chapter 9 で紹介したレビューにおいても片側の呼吸音の減弱の頻度は 33% 程度でした[2].

　一方，痰詰まりによる偽性緊張性気胸時に閉塞側は無音となります.

気道閉塞（痰詰まり）による偽性緊張性気胸の診断精度を高めるために

　「緊張性気胸の X 線写真があること自体が恥」圧力がある中で，偽性気胸の診断の武器となり得るのは，やはり肺エコーです.

　ただし，中途半端レベルの肺エコー理解であればむしろ危険です．すなわち，人工呼吸管理中の急激な呼吸障害・循環障害⇒片側性の lung sliding（−）⇒緊張性気胸に違いない　はあまりに危険です.

JCOPY 498-13058

表 1　緊張性気胸と人工呼吸管理中の巨大粘稠痰による偽性緊張性気胸

	緊張性気胸	人工呼吸管理中の巨大粘稠痰による偽性緊張性気胸
聴診	患側は聞こえづらくなる（人工呼吸において聞こえることはかなりある）	閉塞側は全く聞こえなくなる
呼吸による胸壁の動き	患側は動かない	閉塞側は全く動かない
打診所見	患側の鼓音はあり得るがないときもある	粘稠痰が一方向弁となることにより閉塞側の鼓音はあり得る
頸静脈怒張	あり得る	?
皮下気腫	新規出現したものであれば緊張性気胸との関連性は高い	なし
発生しやすい状況	気管支喘息・COPD・胸部外傷，またはそういった患者に人工呼吸を行ったとき	痰が粘稠であるとき

　左右の主気管支レベルの完全閉塞であれば，患側の lung sliding サインは当然ありません．もちろん呼吸音は聞こえず，痰が check valve となれば，痰が詰まった側の胸郭運動の低下・打診による鼓音もあります 表1．

　片側性の lung sliding（−）はエコー画像の横方向の評価ですが，やはり縦方向の評価が重要となります．B ラインや lung comet のような**胸膜に起始する縦線の消失を確認しなければなりません**．

　気管支が痰で閉塞した場合，同側肺の換気が低下 or 消失するので気胸同様 lung sliding の消失はあり得ます．しかし，気胸との大きな違いは肺が胸壁に密接している点です．よって B ラインや lung comet があります．一方，lung sliding を反映する seashore sign は消失する可能性があります．ただし呼吸性変動はなくても心停止でない限り心臓の拍動の影響は受けるので，lung pulse はみられます．ただし，あまりにも極端な過膨張をきたした場合には lung pulse すら消失することがあり得るので注意です．

　気胸と気道閉塞の肺エコー所見の違いをまとめましょう 表2．

表2　気胸と気道閉塞の肺エコーにおける所見

肺エコー所見	気胸	気道閉塞 (挿管チューブトラブル)*
Lung sliding	−	−
Lung pulse	−	+/−
Lung point	+/− (＋ならほぼ確定診断)	−
Seashore sign	−	−
縦線 (B ライン，Lung comet)	−	+

＊気道閉塞や片肺挿管で換気がほぼ消失している状態を想定

片肺挿管にも注意

　　痰詰まりによる偽性緊張性気胸にフォーカスを当ててきましたが，気管チューブの位置異常（片肺挿管）によっても同様のトラブルが起こり得ます．片肺挿管の頻度は多いです．

　　図1 のように気管チューブの先端が左主気管支にあり自発呼吸がなければ，右肺が全く換気されなくなり，右胸部の lung sliding が消失しま

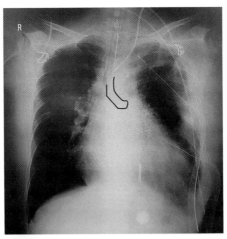

図1　先端が左主気管支にある挿管チューブ
わかりやすいようにチューブ先端を強調

す．この状況に緊急脱気をしたとすると…ゾッとしますよね．しかも緊急脱気や胸腔ドレーン留置後胸部 X 線撮影をすれば，片肺挿管という証拠が残ります．かなり恥をかきます．

　片肺挿管の肺エコーにおいては，患側である右胸部に縦線や lung pulse があることが鑑別のポイントとなります．

　「BLUE-protocol に戻りましょう」と言いたいところですが，実は BLUE-protocol では気道閉塞や片肺挿管は扱われていません．

人工呼吸管理中トラブルの標語 DOPE・いきつめ

　人工呼吸管理中の患者のトラブル発生時，いきなり肺エコーではありません．通常の蘇生と同様に ABC の評価から始めなければなりません．

- 人集め：非常に重要です．人が集まれば，さまざまな知恵も出てきます．
- DOPE（いきつめ）：人工呼吸器関係のトラブルの標語 DOPE（いきつめ）を想起し，それらの除外に努めます[3] 表3．本 chapter のメインテーマは痰詰まりによる気道閉塞ですが，それも DOPE（いきつめ）によってカバーできます．最近の筆者は，「いきつめ」のほうが覚えやすく好みます．人工呼吸器を扱う読者は必ず覚えましょう．
- 用手換気への切り替え：人工呼吸患者の急変，人工呼吸器がうまく作動しないとき，理解できない人工呼吸器アラーム作動時は，バッグバルブマスク・ジャクソンリース回路などによる用手換気への切り替えが重要です．癖をつけましょう．筆者は，息の返りやバッグの硬さから肺の硬

表3 人工呼吸管理中トラブル時の標語

DOPE（ドープ）		いきつめ	
Displacement（D）	チューブの位置異常	位置	チューブの位置異常
Obstruction（O）	チューブや気道の閉塞	気胸	気胸
Pneumothorax（P）	気胸	詰まり	チューブや気道の閉塞
Equipment failure（E）	人工呼吸器不良	メカ	人工呼吸器不良

チューブの位置異常：先端が深すぎる状況（片肺挿管）と浅すぎる状況（事故抜管）の両方を含む．
チューブや気道の閉塞：痰によるトラブルはもちろんであるが，口腔内でチューブが屈曲といったトラブルを見破らなければならない．吸引チューブがスムーズに進むかといった所見も重要．

さを感じることができるジャクソンリースを好みます.

- ポータブル X 線写真コール: 緊張性気胸であれば, ポータブル X 線写真撮影前に緊急脱気しなければならない事態はあり得ます. しかし, 早いタイミングでコールすることは重要です.

【参考文献】

1) Gómez-Ramos JJ, Marín-Medina A, Castillo-Cobian AA, et al. Successful management foreign body aspiration associated with severe respiratory distress and subcutaneous emphysema: case report and literature review. Medicina (Kaunas). 2022; 58: 396.
2) Leigh-Smith S, Harris T. Tension pneumothorax--time for a re-think? Emerg Med J. 2005; 22: 8-16.
3) 小尾口邦彦. 第 6 章 トラブルシューティング 1. 突然の換気不全や状態悪化. In: 志馬伸朗, 編. わかって動ける！人工呼吸器管理ポケットブック改訂版. 羊土社; 2020.

JCOPY 498-13058

肺エコーで肺炎に挑む

【症例】
心不全の既往のある 80 歳代男性. 脳出血で入院中. 食事中に嘔吐したことを契機に酸素化が悪化. 酸素（リザーバーマスク 15L/分）投与下に ICU 入室. 胸部 X 線写真において陰影ははっきりしないが, 左肺野の透過性が若干落ちているようにもみえる.

このような場面も肺エコーの出番です.

心不全の既往があることから呼吸障害の原因として心不全の関与も疑われる状況ですが, 胸部 X 線写真で捉えられないレベルの肺水腫所見も肺エコーであれば検出できることがあります.

前胸部からプローブを当ててみましょう. 両側において lung sliding のある A プロファイルにみえます.「心不全ではなさそう」と考えながら, 広く胸部をスキャンします. すると, 左側胸部の PLAPS-point 付近にありました！ 図1 これはいわゆるコンソリデーション（浸潤影）です. エコー画面に実質臓器のような陰影として現れます. Tissue-like sign（臓器のようにみえるサイン）です[1]. そしてその内部にきらきらと白い光の筋がみえます. これは胸部 X 線写真や CT 画像におけるエアブロンコグラムに相当します.

この時点で得られた所見は左 PLAPS 陽性（コンソリデーション）です. 前胸部でコンソリデーションがみられれば C プロファイルとなりますが, この状況に対してその表現は正しくありません. **あくまでプロファイルは前胸部で判断** です.

それはともかく, 肺エコーによって本症例の疾患名は肺炎であろうと見当をつけることができました.

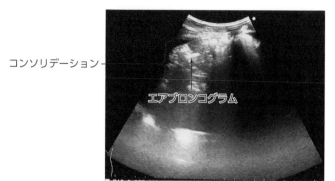

コンソリデーション

エアブロンコグラム

図1 コンソリデーション
白く光る部分（→）は胸部 X 線写真におけるエアブ
ロンコグラムに相当する.

エコーでみえる肺炎のコンソリデーション

- 実質臓器のようにみえる（tissue-like sign）.
- 白い光の筋は胸部 X 線写真におけるエアブロンコグラムに相当する.

肺エコーを用いて肺炎を診断する（…こともある）

　PLAPS-point 付近にコンソリデーションがみつかった症例を紹介しました.

　肺エコーによって肺炎と診断がつくパターンは他に，前胸部でいきなりコンソリデーションがみつかる C プロファイルや，一側だけが B プロファイルとなる A/B プロファイル，あるいは lung sliding のない B プロファイルとして診断がつくパターンなどがあります（➡ p.36）. いずれも特異度はほぼ 90% 後半～100% 程度あります. しかし，今挙げた肺炎パターンのうちどれ 1 つもみられないという場合でも感度は 89% に留まるので**エコーのみから肺炎を否定しきるのは難しい**　です. そもそも**胸膜に接していない病変はエコーで捉えようがない**　ですから仕方がないのかも知れません.

JCOPY 498-13058

心不全っぽいのか肺炎っぽいのか肺エコーで方向性がわかることに意義がある

　筆者は，肺エコーによる肺炎の確定診断にこだわりません．胸部X線写真，胸部CT画像，血液検査，身体所見，病歴などから総合判断すればよいです．また，今や多くの病院において胸部CT画像撮影の閾値は低いですが，COVID-19といった感染症であれば「なんかおかしい，すぐにCT撮影しよう」は難しいです．胸部CT画像は情報量において肺エコーが敵う存在ではないですが，肺エコーは低侵襲にいつでも・何度でもできる点で優れています．

　肺エコーの意義は，胸部X線写真で肺の透過性低下所見を認めたとき，lung slidingの有無や胸膜の性状などから**心不全っぽいのか肺炎っぽいのか肺エコーによって方向性がわかることに意義がある**と考えます．治療の方向性が全く異なります．

肺エコーにおいて胸水とコンソリデーションの鑑別が困難であるとき 表1

　肺エコー画像において，tissue-like signや白い筋（胸部X線写真/CT画像におけるエアブロンコグラムに相当）がはっきりせず，またのっぺりとみえる領域（低エコー領域）がみえる場合があります．胸水とコンソリデーションの鑑別が困難です．

　こういったケースにおいて注目したいのが正常肺との境界線です．

　まず，胸水の画像からです 図2．▽が壁側胸膜，▲は臓側胸膜であり，こちらをlung lineとよぶことがあります．胸水であれば，その縁に沿った臓側胸膜（lung line）はスムースで明瞭に追えます．ちなみに肋骨のシャドウとこれらのラインに囲まれた四角形の領域を**クアッドサイン（quad sign）**とよび，胸水の存在を示唆する所見とされます[1]．

　一方，コンソリデーションの場合，その縁は臓側胸膜ではなく，不整形です．肺エコー画像において，ガタガタで細かく分断されたような輪郭にみえます 図3．このような所見はコンソリデーションであることを示し，**フラクタルサイン（fractal sign）**とよびます[1]．肺エコーの祖・Lichtenstein（リヒテンシュタイン）医師は肺エコー所見に多くのスマートな命名をしており，フラクタルサインもその1つです．

　それでも，まだコンソリデーションか胸水かイマイチ自信がもてないと

表1 肺エコーにおける胸水とコンソリデーションのエコー所見

	胸水	コンソリデーション
特徴的な所見	クアッドサイン，シヌソイドパターン	tissue-like sign
正常肺領域との境界	スムースで途切れない境界	フラクタルサイン（境界不明瞭でガタガタと途切れる）

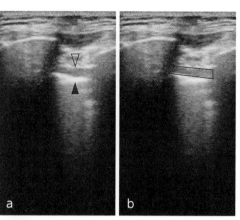

図2 クアッドサイン
壁側胸膜，肋骨のシャドウ，臓側胸膜からなる四角形（bの赤線）に囲まれた胸水の様子．

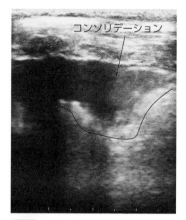

図3 コンソリデーション
正常肺との境界ライン（赤線）は不明瞭でガタガタと途切れるようにみえる（フラクタルサイン）．

きがあるかもしれません．Mモードを活用した所見を紹介します．胸水の部分にカーソルをあわせてMモードを表示させます．臓側胸膜と壁側胸膜の間に貯留した胸水の場合，臓側胸膜（lung line）が呼吸にあわせてプローブに向かって近づいたり遠ざかったりする様子が，サインカーブのように描出されます **図4** ．これは胸水を示唆する所見であり，**シヌソイドパターン**（sinusoid pattern）とよびます（シヌソイドの意は正弦波）[1]．やはり命名はLichtenstein医師です．

JCOPY 498-13058

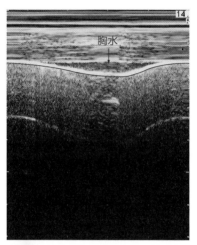

図4　シヌソイドパターン

肺エコーと肺炎

・肺炎の診断・除外にこだわるよりも胸水, 心原性肺水腫との鑑別が
重要.

・コンソリデーションなのか胸水なのかわかりにくいときは正常肺部分
との境界面をみる.

【参考文献】

1) Lichtenstein D, van Hooland S, Elbers P, et al. Ten good reasons to practice ultrasound in critical care. Anaesthesiol Intensive Ther. 2014; 46: 323-35.

肺エコーを炎症肺と非炎症肺の鑑別に活用する

【症例】

70歳代，女性．

既往として心不全がある．脳動脈瘤破裂によるくも膜下出血術後，挿管・人工呼吸管理されている．意識が回復せず第3病日を迎えた．術後から発熱が遷延し炎症反応も高値が続いている．朝，呼吸状態が悪化したので撮影した胸部ポータブルX線写真において両側肺野の透過性の低下がみられた．体重はICU入室時から6kg増加している．

このような症例のこのような経過は珍しくありません．

呼吸状態悪化の原因は何でしょうか？ 両側性の陰影であり，既往に心不全があり，相当の体重増加があります．くも膜下出血や高齢女性はたこつぼ型心筋症を合併しやすいです．くも膜下出血後はスパズムの発生を予防するために，プラスバランス管理されることが通常です．そういった背景を考慮すると，溢水，心原性心不全の可能性が俄然高く思えます．

一方，挿管・人工呼吸患者であり，発熱や炎症反応高値が遷延しています．人工呼吸器関連肺炎（ventilator-associated pneumonia：VAP）は大丈夫でしょうか？ 両側性の陰影でありARDSに至っているかも知れません．

若手医師のこのようなディスカッションに，「感染がなくても手術後，まして頭の中に血腫がある状況であれば，発熱なんて当たり前やで〜．WBC・CRPが上昇してもおかしくないで〜．むしろ，何でも肺炎のせいにせずに頭蓋内ドレーン感染といったものも除外しろよ」とベテラン医師のアドバイスがありました．

JCOPY 498-13058

炎症肺か非炎症肺かの鑑別に肺エコーを活用する

　肺炎・ARDS など炎症性の陰影なのか，心原性肺水腫のように非炎症性の陰影なのか？ を我々は知りたいです．我々は炎症の有無を熱・WBC・CRP に求めがちですが，このような状況において Point of Care Testing（簡易迅速検査）として，肺エコーを活用したいです．

　炎症性の陰影・非炎症性陰影を問わず，肺エコーにおいて，どちらも B ラインは増加，場合によっては融合していてもおかしくはありません．よって B ラインの存在や融合から見分けるのは不可能です．そこで注目したいのが，胸膜の性状です．炎症があると臓側胸膜は組織のただれを反映して凸凹した不整形となり，分厚く肥厚します．ひどいときには胸膜同士が癒着し lung sliding がみられないこともあります．非炎症性の陰影ですと，その逆です．つまり臓側胸膜はスムースで薄く，原則 lung sliding はみられます．

肺エコーの胸膜面に注目

　先の症例の肺エコー所見です **図1**．

　胸膜コンプレックスは白く輝く滑らかなラインとして描出されています．また B ラインの増加を認め，かつ胸膜面が薄くスムースであるため，臨床経過も踏まえて溢水・心不全の状態にあると考えられました．もちろん肺エコーでだけ診断する必要はありません．さまざまな情報の中の1つが肺エコー所見です．

　びまん性のすりガラス影を呈した ARDS の肺エコー所見を提示します **図2**．

　どうでしょうか？ 胸膜面の所見が全然違いますよね．ガタガタです．また，肥厚もしています．ARDS，肺炎，間質性肺炎などでみられます．

> **B ラインは炎症性？ or 非炎症性？**
> ・胸膜面が分厚くてガタガタ⇒炎症性
> ・胸膜面が薄くて滑らか⇒非炎症性

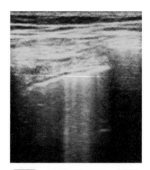

図1 症例の肺エコー画像
滑らかな胸膜ラインと増加した
Bラインがみられ肺水腫所見で
あった.

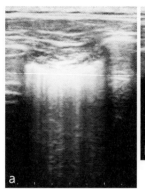
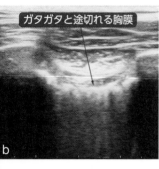

ガタガタと途切れる胸膜

図2 ARDSの肺エコー画像
a) Spatial compound OFF. 融合したBラインがベターっと胸膜以
　　下を埋めており，Aラインはみえない.
b) Spatial compound ONにしてゲインを調節して胸膜をみやすくし
　　た. 胸膜は肥厚しガタガタで不連続である.

心原性肺水腫を見抜く！

　シンプルに胸膜を凝視する方法を紹介しました.

　この場合の推奨プローブはやはり，リニアプローブです. 体表近くの構造物の解像度がバツグンです.

　BLUE-protocol (➡ p.36) における扱いはどうなのでしょうか？

　Lung slidingのあるBプロファイルは心原性肺水腫　とあっさり書かれています. 要するにlung slidingがある⇒胸膜面がツルツルだからこそスムーズに動く　と考えられています. 感度97%，特異度95%であり心原性肺水腫である蓋然性が極めて高い所見です.

　ただし，もともとlung slidingの動きが小さい前胸部の肺尖部付近や，陽圧換気中で明らかな前胸部の過膨張（腹側肺がパンパンに膨らみ切った状態）があるような場合には，病態とは関係なく非常にlung slidingがみえにくいこともあります. やはり今回のケースのようにBLUE-protocolを越えて胸膜面の性状も参考としたいです.

　重要なエコーの設定変更があります（ややオタク知識です）.

　胸膜自体を観察するときにはspatial compound機能 (➡ p.23) はONのままのほうが解像度がよいためお勧めです. ただし，Bラインを評価するときにはOFFにします **図3**. またコンベックスプローブでも胸

JCOPY 498-13058

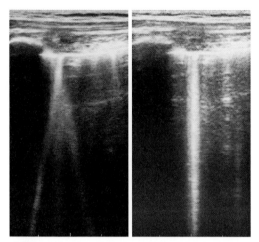

図3 Spatial compound の ON/OFF による
　　　　B ラインの見え方の違い

左）Spatial compound ON. 1 本の B ラインに斜めのラ
　　インが追加されて 3 本のようにみえる.
右）Spatial compound OFF. 斜めのラインが消えて 1
　　本の B ラインとして描出（真の姿）.
画像全体としてみると, spatial compound ON のほうが,
解像度がよい（キレイな画像である）ことがわかる.

膜の評価はできます. 一方, セクタープローブではほぼ無理です. 読者は,
一度全プローブを試してみてください.

重症肺血栓塞栓症の診断・治療を
整理する

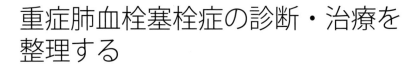

【症例】

50 歳代, 男性.

ゴルフ中に突然の呼吸困難を訴えて救急要請. 来院時収縮期血圧
90mmHg, 心拍数 120/分, リザーバーマスクによる酸素 10L/分投
与下 SpO$_2$ 92%. 最近仕事の関係で車での長距離移動が多かった. 痩
せ型で心疾患の既往はない.

このような症例をスマートに診察したいです.

　まず, 気胸か肺血栓塞栓症（肺塞栓症, pulmonary embolism: PE)
ではないかと考えるのではないでしょうか. 急性心筋梗塞もあり得ます.
ショック状態であり急ぎます.

　当然, 聴診や 12 誘導心電図をします. ポータブル X 線検査もコールし
ます. 12 誘導心電図において有意な ST 変化はなさそうであり, 聴診に
おいても呼吸音に左右差はなさそうです. 次にどうしましょうか？ やは
り, エコーを活用したいです. ただし, 漠然と胸部にプローブを当てるの
ではなくて「○○のような所見が得られたらアレだな」といったレベルを
目指したいです.

　緊張性気胸の可能性を考えるなら, まず気胸の除外からです. 緊急脱気
が必要かもしれません（ただし, 緊張性気胸を疑えば即緊急脱気ではあり
ません➡ p.68）.

　BLUE-protocol（➡ p.36）の流れに忠実に乗ってもよいですが, まず
lung sliding の有無を確認しましょう. リニアプローブ（コンベックスで
も可）をもちます. フォーカスを胸膜コンプレックス付近にあわせます.
前胸部で両側 lung sliding や, 縦線が呼吸性に左右に移動する所見があ

JCOPY 498-13058

れば，両側で臓側胸膜と壁側胸膜は接していることとなり気胸はなさそうといえます．**気胸はなさそう　とごく短時間でいえることが肺エコーのパワー**です．

そしてBラインは少しみられますが，概ねAラインが目立ちます．BLUE-protocolでいうところのlung slidingのあるAプロファイルということになります．肺野に大きな陰影のない呼吸障害というイメージでしょうか．何だか肺塞栓症感が高まりましたね！

BLUE-protocolのお作法通りであれば，lung slidingのあるAプロファイルから始まり，原因となる血栓検索に入ることになっています．さて，ここで首尾よく血栓がみつかれば肺塞栓診断となります．特異度なんと99％！であり，感度は81％です．感度がやや下がるのは，血栓を検索しきれない可能性や，血栓が飛び去り残存していない状況があるからでしょう．**エコーによる完全な肺塞栓症除外は厳しい**です．やはり少しでも疑えば造影CTを撮らざるを得ません．

先の症例は，緊張性気胸をまず除外したいので肺エコーから始めましたが，ショック状態であり，心臓の評価を短時間で行い，引き続き肺エコーをしてもよいです．心臓の評価においては，壁運動異常（ざっと動きがよいのか悪いのかといった程度の評価です），心嚢液の有無，下大静脈の拡張あるいは虚脱などの評価を急ぐとともに，D-shape（後述）があると肺塞栓を強く疑うこととなります．もちろん血液検査D-dimerもオーダーします．

肺梗塞と肺塞栓症

肺塞栓症を見落とさず，肺塞栓症を想起するための研修医へのレクチャー

SaO_2が低い⇒肺炎かも⇒胸部X線写真や胸部CT画像は意外にきれい　は，肺塞栓症を想起するパターンやで．肺塞栓症によって肺への血流が減るので，胸部X線写真やCT画像において末梢肺動脈塞栓であれば局所的に，肺門部肺動脈塞栓症であれば広範囲に透過性がむしろ亢進してみえる．ただし，聴診や問診を忘れたらあかんで．気管支喘息発作でも，肺は過膨張になるので，SaO_2が低い⇒肺炎かも⇒胸部X線写真やCT画像は意外にきれい or 透過性亢進　パターンやで．

2000年代初頭まで，肺血栓塞栓症を肺梗塞と表現するほうが主流でし

た．肺塞栓症は循環器疾患ですが，当時は呼吸器疾患という認識が強く，呼吸器内科医が担当する病院もかなりありました．確定診断において気管支動脈造影や換気血流シンチがスタンダードでしたが敷居が高かったです．ヘリカル CT（その後マルチスライス CT）の普及により肺動脈内の血栓の発見が容易となり，急速に「循環器疾患」となったように感じます．

　肺は肺動脈と気管支動脈の二重血流支配を受けるため，肺動脈が閉塞し肺塞栓症を起こしても肺梗塞を合併するのは 10% 以下と言われます．肺梗塞であれば，有名な Hampton's hump（肋横角部に好発する肺梗塞による浸潤影）といった浸潤影がみられます．よって，かつて頻用された病名・肺梗塞の多くは肺塞栓症であり，その一部に肺梗塞があることとなります．

　真の肺梗塞は肺炎と誤診されやすいと言われます．酸素化能低下，肺浸潤影，発熱，炎症反応上昇などの所見が肺炎と共通だからです．そして，肺梗塞と気づかれずに抗菌薬投与がなされ，時間経過で「治った」とされるケースが少なからずある可能性があります．

造影 CT 撮影前，初期診療において肺塞栓症を疑う所見

　症状　動悸や胸痛，呼吸困難感が多いですが，初発症状・失神に注意が必要です．ループ状の山手線において 1 カ所で電車が止まると全体が止まります．肺循環は体循環とループをなしています．巨大血栓が浮遊し，肺動脈分岐部付近で両肺動脈を閉塞（saddle pulmonary embolism）すると循環が一時的にダウンし意識消失します．そのまま心肺停止に至るケースもありますが，血栓が末梢に流れると循環が再開するので意識が回復します．重症肺塞栓症のうち，初発症状・失神は 20% 程度あると言われます．一過性意識消失＋D-dimer 陽性⇒肺塞栓症除外　は ER におけるマスト業務です．また，片方の脚が腫れている，腫れていたが急に腫れが引いた　といった所見があれば深部静脈血栓症（deep vein thrombosis: DVT）の存在やそれの肺動脈への浮遊を示唆しますが，なかなかそのような情報を初期から得られることは稀です．

　心電図　V1〜3 の陰性 T 波，S1Q3T3 パターン，右軸変位などが言われますが，要は右心負荷所見であり頻度は必ずしも高くありません．頻脈を呈することが多いです．

JCOPY 498-13058

表1 Modified Wells Criteria for PE

所見・病歴	点数
DVT の臨床症状	3
PE が他の鑑別診断と比べてより濃厚	3
心拍数＞100/分	1.5
DVT or PE の既往	1.5
過去 4 週間以内の手術 or 3 日以上の長期臥床	1.5
喀血	1
悪性疾患	1

（文献 1 より引用）

胸部X線写真・胸部単純CT画像　先に説明したように，「酸素化能が悪いのに意外に肺野はきれい!!」は肺塞栓症を想起しなければならないパターンです．

血液検査　急性大動脈解離・肺塞栓症の診断において D-dimer が重視されます．感度が極めて高く，特異度が極めて低いのが D-dimer です．すなわち陰性であれば，急性大動脈解離・肺塞栓症をほぼ否定できますが，陽性であってもそれとはなりません．

欧米の教科書や論文では D-dimer＜0.5 μg/mL をカットオフ値にしています．日本は検査方法が若干違い，D-dimer＜1.0 μg/mL であればほぼ否定としてよいです．

逆に高値であれば，上記の所見とあわせて肺塞栓症の蓋然性を考えます [1] **表1**．

Modified Wells Criteria **表1** とそれと D-dimer を組みあわせたフローチャート **図1** が有名です．

肺塞栓症を想起したら即時心エコーはマスト業務

特にショック状態の肺塞栓症であれば，対応が急がれます．肺塞栓症診断のために造影 CT にこだわるケースが多いと感じますが，CT 室で心停止に至れば目も当てられません．

酸素化能低下＋ショック＋右室拡張や左室圧排像（D-shape）がみられたら，重症肺塞栓症でほぼ確定です．D-shape とは右室が拡張し左室

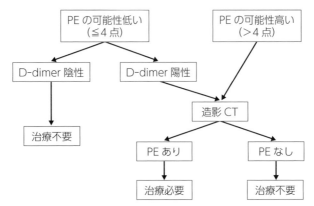

図1 Modified Wells Criteria と D-dimer を組みあわせた
治療方針フローチャート

Modified Wells Criteria と D-dimer 値を組みあわせてその後の検査，
治療の要否を判定する．
（文献 1 より改変）

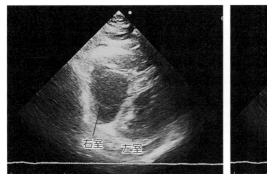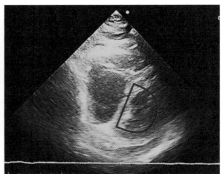

図2 右心負荷所見の 1 つ D-shape

傍胸骨短軸像．負荷のかかった右心は拡張し，それに圧排されて左室は D の形となる．

を圧排することにより，普段は短軸像においてほぼ正円形に描出される心
室中隔が弓状に左室側に偏位する所見です **図2**．率直に言って，エコー
初心者でも簡単に診断できます．かつて，重症肺塞栓症患者に肺動脈カ
テーテルを使用し管理したことがありますが，通常 30mmHg にも満たな
い肺動脈収縮期圧が 100mmHg 以上あり，動脈圧を凌駕していました．
まさに，右室が左室を押しつぶすのです．

中等症～重症肺塞栓を疑う状況であれば，エコー検査が優先されるのはここまでです．この状況で，肺エコーはマストとまでは言えません．造影CTを用いた肺塞栓の確定診断を行うのが通常であり，その際，平衡相のタイミングでDVTの有無を検索するための下肢静脈CT画像をセットで撮りたいです．DVTの有無は治療方針に大きくかかわるので非常に重要です．また，骨盤内の血栓はCT画像でないと検出できません．

ただし，CT室に移動する前に，挿管・人工呼吸やカテコールアミンの開始など患者のバイタルサインの安定化が必要となるかもしれません．心停止寸前と判断するならモンテプラーゼ（➡ p.95）投与の決断に迫られるかもしれません．ECMO導入にかかわる関係診療科や臨床工学技士に声をかけておきたいです．

静脈血栓症と動脈血栓症

血栓と言っても静脈血栓と動脈血栓では成り立ちや主成分が全く異なります　表2．

急性心筋梗塞を診断したら抗血小板薬投与が急がれますよね．さらなる冠動脈内の血栓形成を防ぐためです．ただし，すでにできた血栓を溶かす能力はありません．また，抗凝固薬（ヘパリンなど）ファーストはダメです．ヘパリンの急速投与によって血栓ができる場合があります（反跳性過凝固）．添付文書にも注意が書かれています．あくまで抗血小板薬により血小板機能をダウンさせることが優先されます．

DVTは当然静脈血栓であり，抗凝固薬が治療の主体となります．ただし，抗凝固薬に血栓を急速に溶かす能力はありません．肺塞栓症にヘパリ

表2　静脈血栓症と動脈血栓症

種類	例	メカニズムと血栓の主体	機序	治療
静脈血栓症（赤色血栓）	PE，DVT	血流が遅くフィブリンを主体とする凝固因子に赤血球がからんで形成	血流のうっ滞⇒トロンビン生成亢進⇒フィブリン形成	抗凝固薬
動脈血栓症（白色血栓）	脳梗塞，心筋梗塞，末梢動脈血栓症	動脈壁の損傷やプラークの破綻などに血小板が集まってできる血小板血栓	血管壁損傷・プラークの破綻⇒血小板活性化⇒血小板凝集塊の成長	抗血小板薬

ンなど抗凝固薬を早期に投与する目的は，さらに肺動脈や静脈内の血栓が
増大するのを防ぐためです．ヘパリンによる血栓溶解効果を感じるには半
日ほどかかり，数カ月にわたって血栓処理を助けるためにヘパリンや
DOAC（direct oral anticoagulant：直接作用型経口抗凝固薬）などの
抗凝固薬治療が必要となります．

　例えば，血管壁が損傷したとき，血小板が損傷部位を覆い（1次止血），
さらにフィブリンがそれを覆って強化します（2次止血）．その後，生体
の修復機能が働き血管壁の損傷部位が回復しますが，役割を終えた血栓は
プラスミンにより処理されます（線溶）．血栓形成と聞くと怖く感じます
が，日常的に我々の体の中で，血栓は形成され線溶されています．

　血栓溶解薬（rt-PA，recombinant tissue-type plasminogen activa-
tor：遺伝子組換え組織型プラスミノゲンアクティベータ）は，血栓上で
プラスミノゲンをプラスミンに変換し血栓を溶解します．静脈血栓症，動
脈血栓症を問わず急速に効果を発揮します．

日本と海外では血栓溶解薬の認可状況が異なる　表3

　血栓溶解薬アルテプラーゼ（rt-PA製剤，グルトパ®，アクチバシン®）
の急性期脳梗塞に対しての適応が認可されたのは2005年です．米国で急
性期脳梗塞に認可されたのは1996年ですから，ドラッグラグ（海外で認
可された重要薬が長期間日本で認可されていない状況）の象徴的な薬でし
た．

　当時「脳出血など出血性副作用が怖い」と血栓溶解薬を使わない方向で
理由を探す医師が少なからずいました．背景として，日本人は欧米人とは
血栓・止血能力が異なる（劣る）とされてきたことも関係します．その後，
適応が症状発現3時間以内から4.5時間以内に拡大され，ERでのアルテ

表3　血栓溶解薬の適応症の違い

適応症	アルテプラーゼ (海外)	アルテプラーゼ (日本)	モンテプラーゼ (日本のみ)
急性期脳梗塞	○	○	×
急性心筋梗塞	○	○	○
急性肺血栓塞栓症	○	×	○

プラーゼ投与による脳出血合併症を過度に恐れる心理的障壁は減り日常の医療となったと感じます．日本においてアルテプラーゼは 1991 年に発症 6 時間以内の急性心筋梗塞に対して認可されました．

　海外では 1990 年ごろ肺塞栓症に対してアルテプラーゼが認可され 1990 年代のガイドラインにおいて推奨までされており，やはりドラッグラグでした[2]．日本発血栓溶解薬モンテプラーゼ（rt-PA 製剤，クリアクター®，1998 年に急性期心筋梗塞に認可）に白羽の矢が立ち，オーファンドラッグ指定（希少疾病に対して開発を援助し治験を簡易化する制度）により，2005 年に「不安定な血行動態を伴う急性肺塞栓症における肺動脈血栓の溶解」への適応が認可されました[2]．

急性心筋梗塞に対しての血栓溶解療法

　海外の ER テキストにおいて急性心筋梗塞に対して経皮的冠動脈形成術（percutaneous coronary intervention: PCI）と血栓溶解療法が双璧として記載されます．日本において急性心筋梗塞への血栓溶解薬使用は非常にマイナーです．筆者はいざとなったら血栓溶解薬を使うべきと考えますが，そのような教育を受けていない研修医も多いのではないでしょうか．

　海外において PCI ができる施設は限定されており，またアクセスに時間がかかる地域が多数あり，血栓溶解薬を使わざるを得ない状況は多々あります．日本は PCI 大国であり PCI 対応施設は膨大な数あります．血栓溶解薬は治療介入への時間が非常に短く誰でも投与できるというメリットはあるものの，いわばおおざっぱに（冠動脈を非選択的に）血栓を溶かします．一方，PCI は介入にやや時間を要するものの原因冠動脈部位を特定して介入できます．血栓溶解薬を投与すると PCI のための動脈穿刺部位からの出血管理に難渋することもあり，血栓溶解薬を忌み嫌う循環器科医師は珍しくないです．ER 担当医だけの判断で投与すると怒られる施設もあるでしょう．ただし，急性期脳梗塞に対して血栓溶解薬＋血栓回収療法（PCI と同様に動脈穿刺あり）が「平気で」行われる現状を考えると，動脈穿刺合併症を強調する必要性は薄れたと感じます．

　筆者は，専門医の方針を尊重するものの，「どうみても急性期心筋梗塞による心停止寸前だが，まだ循環器専門医が到着していない」という状況であれば，血栓溶解薬の投与はあり得る　と考え実際投与してきました．

医事紛争防衛の観点からも「やるべきことをやった」ことになります. 難しいのは，日本においては循環器専門医の口から「とりあえず血栓溶解薬を投与して時間稼ぎをして」という言葉がなかなか出ないことです.

ショック状態の肺塞栓症には血栓溶解薬の積極使用を考えたい

肺塞栓症に対する血栓溶解薬は日本においては過小評価されています. 以下の状況も関係すると考えています.

● 急性心筋梗塞に使用されない現状が影響

急性心筋梗塞治療薬として血栓溶解薬の存在感が非常に少ないです. ただし PCI 大国であり問題と言える状況ではありません.

● 肺塞栓症に対してのモンテプラーゼの国内臨床治験成績 [2] は思わしくなかった

モンテプラーゼの肺塞栓症適応取得のための第Ⅲ相試験（認可のための最終臨床試験）は症例数集めに難渋し，介入薬剤投与群 13 症例，対照群 17 症例が対象となりましたが，発症してから 5 日以内の患者を対象としショック 1 例でした. 死亡予後はわずか 3 例であり，真の重症肺塞栓症を対象としたものではなく中等症を主に対象とした試験でした.

モンテプラーゼ治験の主要評価項目は投与 **1 時間後**の肺動脈造影像の放射線科医による 5 段階評価であり有意差があったのですが，投与 48 時間後の血流改善度に有意差はありませんでした. こういった点からも中等症肺塞栓症を対象とした試験であったと言えます. 中等症は血栓溶解薬を必要としません. 薬剤介入群も対照群もヘパリン治療は行われるので，死亡予後に差がなかったのは当然と言えます.

日本のガイドライン [3] において，ショックや低血圧が遷延する血行動態が不安定な肺塞栓症に対しての血栓溶解薬投与が推奨クラスⅠで記載されています. またヘパリンによる抗凝固療法も併用します. 以前は，添付文書においてモンテプラーゼ投与 6 時間以内のヘパリン投与は禁止されていましたが，急性心筋梗塞に対して出血リスクが高い患者に対しての注意となり，肺塞栓症に対してその記載は現在ありません.

JCOPY 498-13058

肺塞栓症に対する血栓溶解薬使用の実際

　肺塞栓症に対して片端から血栓溶解薬を投与しようというメッセージではありません．しかし，血管作動薬を高用量で使用しても収縮期血圧が90mmHg 以下というケース，まして心停止寸前のショックに対して救命したいなら積極的に血栓溶解薬を投与すべきです．

●モンテプラーゼを選択

　海外で使われるアルテプラーゼでいいだろう　はダメです．日本においては肺塞栓症に対して認可されたモンテプラーゼを選択しなければなりません．

●モンテプラーゼ用量

　添付文書においては肺塞栓症に対しては減量もあり得る設定です　**表4**
　モンテプラーゼも，急性期脳梗塞適応を目指し第Ⅱ相試験が行われたのですが，脳出血合併症が 20％程度あり断念されています[2]．肺塞栓症は脳梗塞ではないので脳出血リスクは下がりますが，急性期脳梗塞への第Ⅱ相試験結果を無視できず低用量を設定したようです．急性心筋梗塞と肺塞栓症の用量の違いは，単に急性期脳梗塞適応を目指した第Ⅱ相試験の前に認可されたのか後に認可されたかの違いです．
　急性心筋梗塞は冠動脈内のわずかな血栓の溶解を狙うのに対して，肺塞栓症は肺動脈を埋め尽くした大量の血栓を狙います．むしろ用量を増やしたいぐらいです（もちろん増量してはダメです）．
　モンテプラーゼの薬事審議[2] において「血栓溶解療法を実施すべき急性肺塞栓症では確実な血栓溶解作用が期待できる用量を投与すべきであるというものであった．しかしながら，慎重投与に該当する高齢者などの出

表4　モンテプラーゼ（クリアクター®）の適応と用法用量

適応症	適応取得年	用量
急性心筋梗塞における冠動脈血栓の溶解（発症6時間以内）	1998年	27,500 IU/kg
不安定な血行動態を伴う急性肺塞栓症における肺動脈血栓の溶解	2005年	13,750〜27,500 IU/kg

血性有害事象のハイリスク集団に対して投与する場合には，13,750 IU/kg が選択されるべきであるが，積極的な血栓溶解療法を行う場合には 27,500 IU/kg が選択されるであろうという点では意見が一致した」とされました．安易に減量すべきではないです．海外におけるアルテプラーゼの用量は，急性心筋梗塞と肺塞栓とで違いはありません．

● モンテプラーゼに多くを期待してはダメ

重症肺塞栓症へのモンテプラーゼの使用経験がない医療者ほど，「脳出血を合併すると怖いけれど，モンテプラーゼにより肺動脈に詰まった血栓が粉々に溶けて…」と夢をみがちです．筆者の経験では，循環動態が少しましになる程度です．肺動脈を埋め尽くした血栓が一瞬で大量に溶けるはずがなく，しかし，血栓の表面が少し溶けることによって，肺動脈血流の一部が回復するのでしょう．ショック患者の循環動態の回復にはその一部であっても重要なのだと考えます．

● 心停止や心停止に近い症例は ECMO のよい適応となる

ECMO（VA ECMO，いわゆる PCPS）は右房付近から脱血し動脈に送血します．肺塞栓症の病態は右心系への過度な負荷であり，ECMO はそれを減ずる意味においても合目的です．肺塞栓による心停止やそれに近い状態に即 ECMO を導入できればベストですが，多くの施設において難しいのではないでしょうか．モンテプラーゼで時間を稼ぎ，ECMO に結びつけることが重要です．筆者は心停止に陥った肺塞栓症を 3 例経験しましたが，モンテプラーゼを使用しすべて独歩退院しました．そのうち 2 例は心停止時にモンテプラーゼ投与，引き続き ECMO 管理を行いました．

肺塞栓症に対する抗凝固療法

モンテプラーゼについて述べてきましたが，あくまでショックを合併した重症肺塞栓症へのレスキューとしての使用です．軽症～中等症はおろかショックを合併していなければ画像的に派手な重症肺塞栓症であっても通常必要としません．

肺塞栓に対して，抗凝固療法がスタンダード治療です．血をさらさらに

JCOPY 498-13058

することによって，血栓のすきま，血栓と肺動脈血管の間に血が流れ摩擦応力で血栓表面が削られることや，血液中のマクロファージといった処理細胞により血栓が食べられることを狙います．

　よって，抗凝固薬を流してすぐに循環動態が回復するほど甘くはないです．重症例においては半日ほどしてから酸素化の改善，循環動態の改善を感じるようになります．

　重症例であれば，ヘパリン持続注入⇒ DOAC に変更，軽症～中等症であれば，DOAC から開始するのが一般的です．

【参考文献】

1) van Belle A, Büller HR, Huisman MV, et al. Effectiveness of managing suspected pulmonary embolism using an algorithm combining clinical probability, D-dimer testing, and computed tomography. JAMA. 2006; 295: 172-9.
2) 医薬品医療機器総合機構. クリアクター審査報告書. 2005 年 7 月 25 日. https://www.pmda.go.jp/drugs/2005/P200500017/17003300_21000AMZ00564_Q100_2.pdf（最終閲覧 2022 年 10 月 1 日）
3) 日本循環器学会，日本医学放射線学会，日本胸部外科学会，日本血管外科学会，日本血栓止血学会，日本呼吸器学会，日本静脈学会，日本心臓血管外科学会，日本心臓病学会，日本肺高血圧・肺循環学会. 肺血栓塞栓症および深部静脈血栓症の診断，治療，予防に関するガイドライン（2017 年改訂版）. 2018 年 3 月 23 日. https://js-phlebology.jp/wp/wp-content/uploads/2019/03/JCS2017_ito_h.pdf（最終閲覧 2022 年 9 月 9 日）

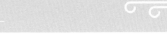

アバウト下肢静脈エコーを学ぶ

アバウト下肢静脈エコーのススメ

肺塞栓と言えば，その原因となる深部静脈血栓症（deep vein thrombosis: DVT）の有無を確認したいです．

下肢静脈血栓症のエコーによる評価は，生理検査技師におまかせ　が多いのではないでしょうか．有り体に言って，エコーのプロである生理検査技師に求められる下肢静脈エコーのレベルと，ER や ICU の現場で医師に求められる下肢静脈エコーのレベルは違います．下腿のヒラメ静脈レベルの観察といったものにおいては，一般医のエコー技術やポータブルエコーの性能ではなかなか血栓の発見は厳しいです．また，精密な下肢静脈エコーは恐ろしく時間を要するので，スピードが求められる現場の実情にあいません．また，肺塞栓を疑った時点で，造影 CT 画像が治療方針決定のためにも重要です．

むしろ，大雑把でよいので下肢静脈血栓を評価できることを目指しましょう．ちなみに，エコーの前に DVT の可能性のアタリをつけることも重要です　表1 ．

下肢静脈血栓の検索
- 自分でやる下肢静脈エコーはあくまで参考（こだわりすぎない！）．
- 肺塞栓の疑いがあれば造影 CT 画像検査を積極的に行う．

下肢静脈エコーで血栓を探す！

まず一般的な下肢静脈の血栓検索方法です．**Compression test（圧迫試験）** とカラードプラです．

JCOPY 498-13058

表1 Wells Criteria for DVT

活動性のがん（6カ月以内の治療・緩和治療を含む）	1
麻痺 or 最近のギプス装着	1
ベッド安静≧3日 or 手術後≦12週	1
下肢深部静脈分布に沿った圧痛	1
下肢全体の腫脹	1
腓腹部（脛骨粗面の10cm下方）周径の左右差 >3cm	1
症状のある下肢の圧痕性浮腫	1
表在静脈の側副血行路の発達（静脈瘤を除く）	1
DVT 既往	1
DVT と同じくらい可能性のある他の診断がある	-2

0点: 低確率, 1〜2点: 中確率, 3点以上: 高確率として DVT の可能性を予測する.
（文献1より引用）

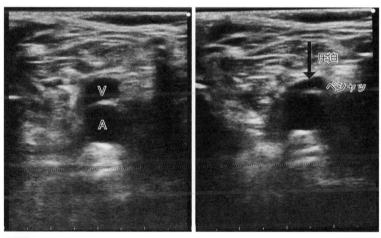

図1 Compression test 陰性
下肢静脈（V）をプローブで押すと，血栓がなければこのようにペチャンコにつぶれる.
A: 動脈

　新鮮な血栓の主成分は赤血球（赤色血栓, ⇒ p.93）であり，血液と性状が似るため輝度はほぼ同じで「血栓」としてみえません．よって圧迫してつぶれない所見を重視します．調べたい静脈を描出しプローブで血管を圧迫し血管がつぶれるかで判定します（compression test）．**図1** のよ

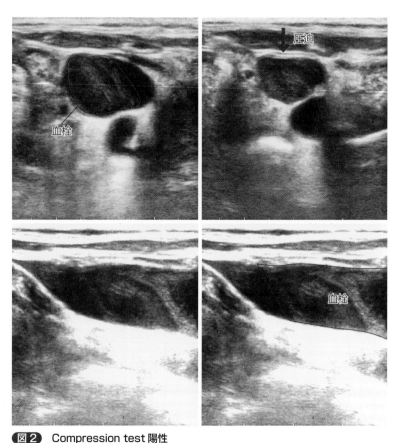

図2 Compression test 陽性

内頸静脈血栓の例．血栓があると，圧迫しても静脈はつぶれない．上段：短軸像，下段：長軸像．長軸像では血栓の端が尖っているのがわかる．

うに通常，静脈は圧迫によってペチャンコにつぶれますが，血栓があるとつぶれません **図2**．シンプルで非常にわかりやすい所見です．血液と同じ輝度であるものの，ややもやもやした血栓がみえることもあります．慢性化した血栓であれば，輝度が向上し，また血栓内部が不均一にみえます．

　もちろん，**カラードプラを使用してもよいです**．シンプルにドプラを当てて血流を示すカラーが現れるかを判断するだけです．血栓で閉塞していればカラーはみられません **図3**．血栓があれば影絵のように血栓がみえます．

JCOPY 498-13058

わずかに血流が残っている部分

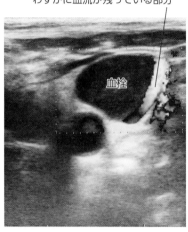

血栓

図3 カラードプラの活用
血栓がある部分にはドプラのカラーがみられない

　筆者は compression test でつぶれない静脈があれば，「お！ 血栓か！」と思ってカラードプラを当てます．
　また，血栓には閉塞性血栓と浮遊性血栓があります．閉塞性血栓は下肢の浮腫や痛みを伴うことが多いです．臨床的に問題となる膝上の血栓の多くは浮遊性血栓です．臨床症状は稀であり，あえて言うなら肺塞栓症です．よって，閉塞性か浮遊性であるかの区別は重要です．血栓を疑ったら，血管走行方向にプローブをあわせてカラードプラを使用しましょう．浮遊性の評価をしやすいです．

血管へカテーテルがうまく入らないときにも…

　中心静脈カテーテルや末梢静脈路確保のためのエコーガイド下血管留置針穿刺時，丸く描出された静脈を何回穿刺しても血液のリターンを得られない or リターンがあってもガイドワイヤーが進まない　といった残念なシーンがあります．それらの多くは血栓閉塞によるものです．中心静脈カテーテルが先日まで留置されていた部位には高率で血栓があります．
　プローブで血管を compression してみましょう．清潔操作に入る前にcompression test をするだけで，患者の不要な苦痛を減らし時間の節約や合併症回避につながります．また血栓部位に無理やりカテーテルを留置

できることがありますが，お勧めできません．血栓が感染をすると血栓性
静脈炎となり血流感染症の原因となり得ます．診断や治療に恐ろしく難渋
します．

下肢静脈の部位による DVT の名称 図4

　　下大静脈から分岐した総腸骨静脈は総大腿静脈となり大伏在静脈などを
分岐しながら下行します．鼠径付近では体前面に位置しますが分岐しなが
ら背部に移動し，膝関節後方を通過し下腿後方を流れます．
　　DVT は膝窩静脈までを近位型，それより末梢を遠位型と分類します．
　　近位型はさらに骨盤内の腸骨型と大腿型に分けられます．
　　骨盤内 DVT であればエコーによる検出はできず造影 CT 画像によって
可能です．よって，DVT 検出目的の下肢造影 CT 画像は必ず，下大静脈

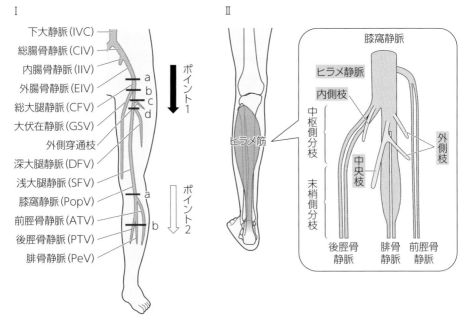

図4　下肢静脈
Ⅰ）下肢静脈全長と名称．a，b，c，d の位置は後掲 図6，図7 の各スライス位置に相当．
Ⅱ）ヒラメ筋とヒラメ静脈．

JCOPY 498-13058

分岐部より少し中枢側から撮影しなければなりません.

DVT の発生と進展

DVT は静脈血流がよどむ部位があれば簡単に発生します. 下肢が多い
ですが, 上肢の発生もあれば, 体内異物, 例えば IVC フィルター自体か
ら発生することもあります. 左下肢は右下肢の約 1.5 倍の発生率が報告さ
れており, 左大腿静脈が途中で左腸骨動脈の圧迫を受けるからとされま
す. ちなみにこの解剖学的問題や下大静脈への合流角度が大きいため,
ECMO の脱血カテーテル挿入は右側が推奨されます.

基本的に, DVT は血液がよどみやすい下腿の細い血管から発生しやす
く, ヒラメ静脈からの発生が多いです (図4Ⅱ). DVT 対策として, 下腿
の弾性ストッキングや間欠的空気圧迫法が重視されますが, ヒラメ筋圧迫
を強く意識していることがわかりますよね.

ヒラメ静脈　遠位型

ヒラメ筋内の静脈の総称 (図4Ⅱ 灰色) です. ヒラメ静脈から発生し
た血栓の多くは生体がもつ線溶能力により消失しますが, 30%程度は中
枢側に (膝を越えて近位に) 進展します. 臨床的に問題となるのは後者で
す.

大腿静脈の分枝や膝窩動脈　近位型

これらの血管の特に分枝部に血栓は発生しやすいです. 血栓が大きくな
り血管を塞栓し, あるいは中枢方向へ進展し巨大化します.

DVT の多くは赤色血栓 (➡ p.93) であり, 血管壁から容易にはがれ
ます.

生命危機につながる DVT は膝上の血管分岐部に観察される可能性が高
いことを読者は押さえてください.

プロの下肢静脈エコーと一般医レベルの下肢静脈エコー

下肢静脈エコーは, 範囲が広いことに特徴があります. 精査したいなら,
両下肢の静脈を鼠径から下腿まで丁寧に追わなければなりません. 特にヒ
ラメ筋を意識しながら筋肉内の血管を丹念に追わなけれなりません. 恐ろ
しく時間が取られます. プロ (臨床検査技師) がやっても 30 分以上かか

ります．またヒラメ静脈は評価が難しく，テクニックに加えて高性能エコーを必要とします．そしてヒラメ静脈の血栓が臨床的に問題となるのは膝を越えて中枢側へ進展したときであり，多くは臨床的な緊急性を欠きます．

よって，臨床的に重要な好発部位を検索する目的の簡単 DVT 検索・2 point study を紹介します．一般医は 2 point study をしっかりできることが大切ではないでしょうか．

下肢静脈血栓を簡易的に探す 2 point study

リニアプローブを用いて先に説明したように compression test とカラードプラを用いて血栓検索を行います．

2 point study はその評価部位に特徴があります． **図4** 黒矢印➡と白矢印⇨で示した 2 点の評価をします．実際には，両下肢でやるので 4 点です．両下肢静脈全長，しかもヒラメ静脈も丁寧に評価…となると気がめいりますが（これを臨床検査技師はやっているのです），2 点×2 なら俄然やる気がわいてこないでしょうか．

ポイント 1 図4

ポイント 1 において鼠径靭帯付近 **図5a** に当てて，**図6a** のような像をまず描出します．

総大腿動脈と総大腿静脈が仲良く並んでいます．足先方向にプローブを進め **図6b** の像を出します．大腿静脈の上に大伏在静脈が分岐します．プローブの進め方はスライドさせるより 1cm 刻み程度で進めるのが一般的です．

さらに足先方向（➡）に向かって進み **図6c** を出します．大腿静脈から横方向へ，側副路が浅大腿動脈と深大腿動脈に挟まれるように伸びる様子がみえます．もう少しプローブを足先方向へスライドさせると **図6d** の像が出て浅大腿静脈と深大腿静脈が分岐する様子がみえます．この 4 つの像で鼠径部を評価します．

「ポイント 1 だけで 4 カ所もチェックしなければならないの？」という声が聞こえてきそうですが，ここは譲れません．**血管が分岐する部位にお**

JCOPY 498-13058

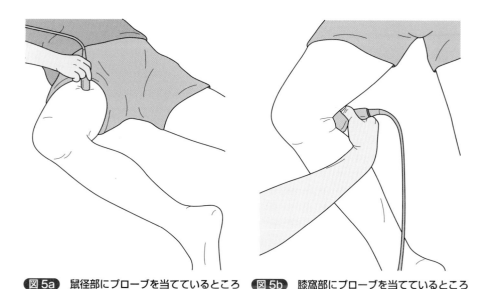

図5a 鼠径部にプローブを当てているところ　　**図5b** 膝窩部にプローブを当てているところ

いて**血液がよどみ血栓ができやすい**ということが知られています．よって**血栓の検索は分岐部を中心に行います**．鼠径部のポイント1では足先方向（➡）に向かって4つの像を得るように compression します．

　大丈夫です．慣れたら一瞬で終わります．

ポイント2

　次にポイント2です．膝関節裏側（膝窩）にプローブを当てます **図5b**．膝窩動脈の上に膝窩静脈が乗るような像がみえます **図7a**．末梢側にプローブを少し移動すると，**図7b** のような画像が得られます．前脛骨静脈，後脛骨静脈，腓骨静脈が三つ巴で並んでいます．ここまでスキャンして終了です．

2 point study の意義

　2 point という割にポイントだらけですが，流れを理解すれば意外にシンプルです．血管を描出して，圧迫するだけです．パパっとできるように

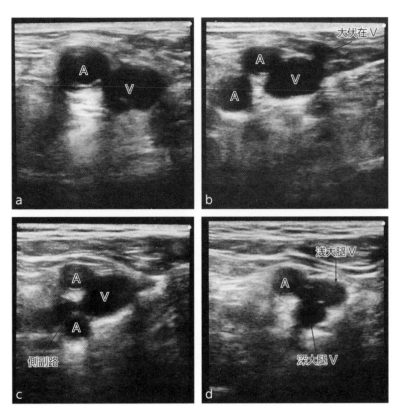

図6　左鼠径部のエコー

A: 動脈, V: 静脈.
a) 総大腿 A/V, b) 総大腿 V から大伏在 V が分岐する, c) 総大腿 V から A に挟まれるように分岐する側副路, d) 浅大腿 V と深大腿 V が分岐.

なるとカッコいいです.

　ちなみに,「さすがに 2 point study とよぶのには無理があるだろうし, 誤解も生みかねない」という声が強く, 2 点圧迫法ではなく **2 領域圧迫法 (2 region study)** という用語に変わりつつあるようです.

　2 point study において, ヒラメ静脈は無視しています. ヒラメ静脈が血栓の主発生源であるのに? もちろん発生源としては重要です. ただ, 重症肺塞栓症を眼前にしたとき, 下腿のヒラメ静脈に小さな血栓があろうがなかろうが, 患者の生命予後に関係ないです. IVC フィルターを入れる云々の議論にも関係ありません. 抗凝固療法の対象となることはありま

JCOPY 498-13058

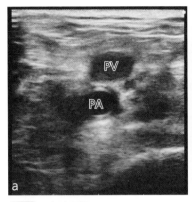 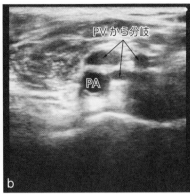

図7　左膝窩部のエコー
a) 膝窩静脈 (popliteal vein: PV) が動脈 (popliteal artery: PA) に乗るようにみえる.
b) PV が 3 つの枝に分岐する.

すが, 緊急を要するものではありません.

　あくまで下肢の中枢側にある大きな血栓を発見しなければなりません. 発見されたら抗凝固療法だけでなく IVC フィルターの是非の議論に移ります. 2 point study でそれを達成できるのです. ただし, 腸骨型 DVT は造影 CT 画像でなければ発見できません.

DVT 治療

　出血リスクが高いなど禁忌がない場合, DVT 治療の要諦は抗凝固療法です. DOAC の登場で抗凝固治療が容易となりました.

　DVT 治療が必要な状況は, 膝窩静脈より頭側の近位型, そして膝窩静脈以遠の遠位型 (膝窩静脈は含まない) で有症状の場合あるいは無症状でも近位への進行リスクがある場合と考えるのが一般的です. ヒラメ筋部位の血栓のほとんどは治療の対象となりません.

　突然発症の激痛と腫脹, チアノーゼ, 浮腫を呈するいわゆる急性下肢虚血の所見が示唆される場合には, 禁忌がなければ血栓溶解療法や外科的血栓除去が行われることもあります.

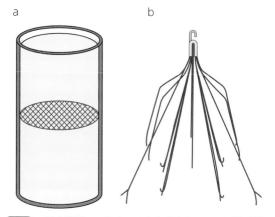

a

b

図8 下大静脈フィルターのありがちなイメージと実際
a）ありがちな下大静脈フィルターのイメージ.
b）回収可能型下大静脈フィルター（DENALI, メディコン提供
　の写真を参照）. 他に永久留置型フィルターやカテーテル先
　端にフィルターをもつ一時留置型フィルターがある. 永久
　留置型フィルターは国内でほぼ使用されていない.

下大静脈フィルター（IVC フィルター）

　　下肢から発生した血栓が肺動脈に詰まらないように下大静脈（通常腎静脈より末梢）に IVC フィルター（IVC: inferior vena cava, 下大静脈）を留置することがあります. IVC フィルターの実像に迫ってみましょう.

　　IVC フィルターと言えば, メッシュのような構造が想像されがちです **図8a**. が,「そんなわけないじゃーん」と思わずツッコんでしまいたくなります. 健康人でも小さな血栓は簡単に下肢から発生し下大静脈を上行します. このようなメッシュでは血栓によって早晩閉塞してしまうのは想像に難くありません.

　　実際の IVC フィルターは傘の骨のような簡易な構造です **図8b**. 針金による手毬のような製品もあります. 小さな血栓など捕捉できるわけがなく, 急死につながる大きな血栓を捕捉することが目的です. IVC フィルターが血栓で詰まることがあります. 原則として, 腎静脈より末梢に留置する理由は血栓により腎静脈を閉塞させないためです.

　　以前は, 下肢に小さな血栓がみつかった⇒IVC フィルターを入れないと責任を果たしたことにならない　といった雰囲気があり, やや過剰に

JCOPY 498-13058

IVC フィルターを挿入する施設があったと言われます.

　近年，IVC フィルターの実像（実力？）が知られるようになり，患者や手術のリスクなどを総合的に判断し適応を決めるのが一般的となりました．DVT に対して DOAC 治療をするのが一般的となり，IVC フィルターの位置づけはかなり後退し，使用量はかなり減ったようです．撤退したメーカーもあります.

IVC フィルターは決して侵襲性が低いデバイスではない

　IVC フィルターの絶対適応として，抗凝固療法によるリスクが高い患者において下肢に浮遊性のある，ある程度の大きさの血栓の存在　があります．血栓の治療が封じられているので仕方がないのですが，IVC フィルターであっても「可能であれば抗凝固療法併用が望ましい」ことを読者は知らなければなりません．静脈という血液の流れが遅い部位に傘のような異物が存在するのです．乱流が起こり下肢からの血栓供給がなくても血栓形成をしやすいです．IVC フィルターの永久留置においては，抗凝固療法の併用が原則です．抗凝固療法がない状況で IVC フィルターを利用すると，血栓によって閉塞するリスクは相当あります.

　また，下大静脈という薄い静脈壁に針金でできた構造物を留置することになります．IVC フィルターは，アプリケーターとよばれる筒状の構造物におさめて血管内に挿入し，アプリケーターから押し出すように留置します 図9.　抜去するときはその逆の作業をするわけですが，鋭利な針金が薄い静脈壁をこすったら？ と思うとぞっとしませんか？ 大静脈損傷の修復手術は容易ではないです.

　よって，IVC フィルターを入れることが医療安全と言えるほど単純ではありません．IVC フィルター自体が血栓の発生源となることもあれば，血栓で閉塞し下肢腫脹を起こすことすらあります.

IVC フィルターの適応

　ヒラメ静脈に血栓がみつかり担当医が早々と家族に「IVC フィルターを入れないと急死があり得ます．挿入は絶対必要です」と説明してしまい，実際には必要とはいえない状況であったため，その後の修正説明をするの

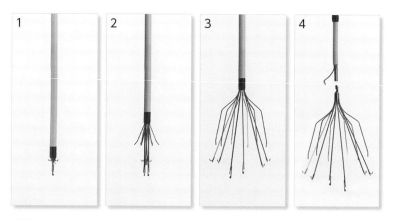

図9　下大静脈フィルター留置の仕方

透視下に留置する．下大静脈におけるフィルターの先端の位置が移動しないように，フィルターを押し出すストロークと，アプリケーターを回収するストロークを同じにすることがポイント．フィルターを血管内で押したり引いたりすると下大静脈損傷につながる．
（写真提供：メディコン）

に苦労したことがあります．IVCフィルターの実像を知らない医療者ほどそれに期待しがちです．先に説明したようにかなり侵襲的なデバイスであり，DVTに対してIVCフィルターよりはるかに抗凝固治療が重視されます．

　よって，IVCフィルターの適応[2]は

- 抗凝固療法ができない近位型DVT
- 抗凝固療法ができない中枢側に進展した遠位型DVT
- 抗凝固療法を施行しても進展するDVT
- すでに肺塞栓症を発症しており，抗凝固療法を施行できても，残存するDVTが肺動脈に飛ぶと致死的と考えられる状況

です．先に説明したように，IVCフィルターは小さな血栓を捕まえる力はなくその必要性もありません．またIVCフィルターが必要なくなれば，早期に抜去しなければなりません．

　施設の循環器科など肺塞栓症やDVTを担当する専門医の考えによって対応が違うかもしれません．膝窩を超えるDVTがみつかったとき，念のためIVCフィルターを入れる施設もあれば，「もう，うちはそんなの入れないよー」と決めている施設もあることでしょう．

112

【参考文献】

1) Wells PS, Owen C, Doucette S, et al. Does this patient have deep vein thrombosis? JAMA. 2006; 295: 199-207.
2) 日本循環器学会，日本医学放射線学会，日本胸部外科学会，日本血管外科学会，日本血栓止血学会，日本呼吸器学会，日本静脈学会，日本心臓血管外科学会，日本心臓病学会，日本肺高血圧・肺循環学会. 肺血栓塞栓症および深部静脈血栓症の診断，治療，予防に関するガイドライン（2017年改訂版），2018年3月23日. https://js-phlebology.jp/wp/wp-content/uploads/2019/03/JCS2017_ito_h.pdf（最終閲覧2022年9月9日）

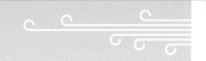
肺エコーを日々の病棟管理に活用する

ある日のICU

昨日心臓の手術を受けた患者が挿管・人工呼吸管理されている. 心臓血管外科のベテラン医師が訪床.

ベテラン医師「患者の顔がパンパンやな. 麻酔の先生が水を入れすぎたんかな〜. 3L は引かなければならんな. しっかり引いてや〜.」

　重症患者の全身がむくみ, 体全体としては水が過剰であろうシーンは珍しくないです. あるいは, 敗血症性ショックにおいて入院数日後, 体重が普段より 10kg 増加といったシーンもよくあります. 長い目でみれば適正であるわけがありません.

　しかし, 本日除水すべきかは別問題です. 顔がパンパンを指標に水分出納管理ができればありがたいですが, それほど甘くはないです. 顔がパンパンであっても輸液をしなければならないシーンはあり得ます. また, 気をつけなければならないのは, 循環に最適なバランス, 呼吸に最適なバランス, 腎臓に最適なバランスは時として違うことです. 患者の状況により, どれを優先させるか考えなければなりません.

　水分バランス管理に, 体重や胸部 X 線写真, エコーによる IVC 径評価などが重要な役割を占めます. BNP 値の推移をみるという報告をみたことがありますが, 「やりすぎ」を感じます.

　呼吸に最適な水分バランス評価に有用なのが肺エコーです.

JCOPY 498-13058

水が入りすぎかなあ？
もっと除水したほうがいいのかな？

　慢性腎障害がベースにあり，入院時に呼吸困難感と軽度の低酸素，胸部 X 線写真で肺うっ血所見があったために利尿薬で補助を開始した患者がいたとします．尿量は何とか最低限を確保でき，胸部 X 線写真所見はそれなりに改善し，体重も入院時−1kg にはなっています．しかし，どこまで水を引いたらよいかが悩ましいです．

　もちろん胸部 X 線写真の改善所見は重要です．ただし，せいぜい 1 日に 1 回ぐらいの撮影頻度でしょう．

　肺うっ血の改善，あるいは悪化の 1 つの指標として肺エコーにおける B ラインの変化を重視したいです．

　B ラインの本数とみえる範囲を初診時と比較します．点の評価と面の評価があります．

　B ラインは，**1 視野（1 肋間）に 2 本以下が正常で，肺のうっ血があると 3 本以上**となります．**そしてうっ血が強くなるほどに本数が増え（1 本 1 本は分離）**，さらに**ひどくなると間隔が狭くなり融合**してベターとした太い帯状になります．この状態は CT 画像でいうところのすりガラス影と関連するといわれます．またそこから，さらに水分量が増えると，含気を失った肺胞領域が**コンソリデーションを呈する**という流れになります 図1 ．逆に，うっ血が改善していけばこの逆の経過をたどります．

　また，胸部全体に広範囲に B ラインがたくさんみられる状況はかなりうっ血が強いですし，それが徐々に背側のみに限局していけばうっ血の程度は軽減方向であると判断できます．

　この症例においてもエコーを当ててみて，前胸部の B ラインがだいたい 2 本前後であればそれなりに治療効果が出ていると判断し，一旦「水を引くのはやめるか」判断の根拠とできます．

　逆に，最初と全然エコー所見が変わってないな　であれば，さらに除水強化を考えたほうがよいのかも知れません．

肺炎はよくなっている？ つぶれた肺は開いている？

　先の評価に似ているのですが，肺炎の経過，虚脱肺の開通の経過をエ

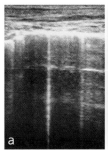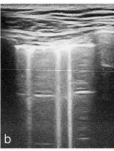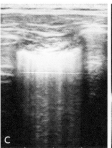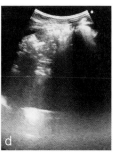

図1 肺うっ血/肺炎の病勢とエコーの関連

a) Bラインがみられるが正常範囲.
b) Bラインが3本みられる multiple Bライン (lung rocket) の状態. Bライン同士に距離があり, 1本1本がよく分離してみえる. 胸部CT画像では小葉間隔壁肥厚に相当する.
c) Bライン同士が密集して融合している (glass rocket). 胸部CT画像ではすりガラス影に相当するとされる.
d) 実質臓器のようにみえ (tissue-like sign), エアブロンコグラムを伴うコンソリデーション. うっ血や肺炎の病勢が強いとa⇒b⇒c⇒dの順に画像が悪化し, 逆に回復過程ではd⇒c⇒b⇒aと変化する.

コーである程度みることができます.

　肺炎と言えど, 結局肺内の水分量増加をきたす疾患です. エコー画像上, Bライン数の増加⇒Bラインの融合⇒コンソリデーションという流れで悪くなります **図1**. また悪化するほどにBラインが目立つ範囲も拡がります. 逆に治療をすることでそうした所見が改善するのを日々確認することができます.

　ARDSのように広範囲の肺が虚脱する病態において, 高PEEPや腹臥位療法が重視されます. それらの治療により, 虚脱肺が拡がったかどうかを上記のBラインの変化で見分けることも可能です.

病状進行に伴うBラインと肺内水分量

・Bライン数3本以上: 間質に水分が多くなり肺虚脱のごく初期.
・融合した帯状のBライン: 間質〜肺胞にさらに多くの水が貯留しコンソリデーションの1歩手前 (すりガラス影).
・コンソリデーション: 最終的に肺胞が水浸しになり含気が失われた状態.

JCOPY 498-13058

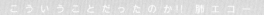
横隔膜をエコーで評価する

横隔膜エコー

横隔膜エコーも非常に注目されています．厳密には肺エコーと別ジャンルです．

筆者は最初この概念を知り，実際にエコーで横隔膜をみたとき，「すげー！ホンマに横隔膜がみられるんや！かっこええー！」としびれました．

意義は 2 つあります．

- **横隔膜機能不全の診断**
- **横隔膜保護換気の指標**

どちらを評価する場合も，エコーの見方は同じです．プローブはリニアを用います．この評価においては他のプローブでは難しいです．

Zone of apposition という部位にリニアプローブを当てます **図1**．

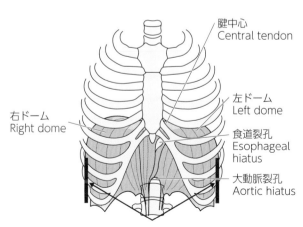

図1 横隔膜を評価するための zone of apposition

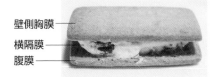

壁側胸膜
横隔膜
腹膜

図2 マルセイバターサンド

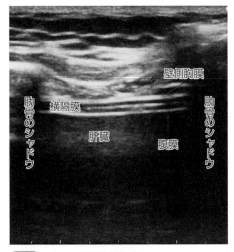

図3 エコーでみる横隔膜
Zone of apposition にリニアプローブを当てた.
体右側なので肝臓が下にある.

Apposition の意味は並置です.

　Zone of apposition とは，横隔膜が胸壁と平行になる部分のことで，壁側胸膜-横隔膜-腹膜が並んで胸壁に接します．ドーム状の横隔膜の立ち上がり部分です．筆者の好きな北海道土産マルセイバターサンド（六花亭）**図2** に例えると，壁側胸膜と腹膜がビスケット，横隔膜がバターです．空気が入り込まない状態で横隔膜が挟まれており，横隔膜をきれいに描出できます．容易に横隔膜の厚さの評価もできます.

　実際，マルセイバターサンドのような画像が得られます **図3**．体右側では肝臓の直上かつ肋骨の下縁を結ぶ線（壁側胸膜）の直下に，high-low-high エコーの3層構造の帯があり，呼吸性に体軸方向にスライドしたり，厚みが変化したりしています．これが横隔膜です．正確に説明すると，浅部の high エコーの部分が壁側胸膜，深部の high エコーの部分が腹膜，そしてそれらに挟まれた low エコーの部分が横隔膜です．ここまでが基本です.

JCOPY 498-13058

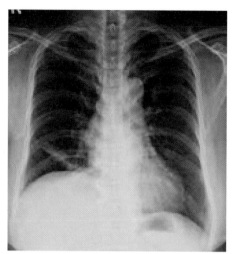

図4 右横隔神経麻痺の胸部 X 線写真

横隔神経麻痺も評価できる

　従来，横隔神経麻痺 **図4** は，単純に胸部 X 線写真において片側の横隔膜の位置が対側に比して高いだけで評価するケースが多かったです．運動神経麻痺を静止画だけで評価するのはどこか寂しいです．

　エコーを活用しましょう．横隔膜の膨らみをみるために 1 点の動きを観察する M モードを活用します．

　健側から評価しましょう．患者のまず体左側の zone of apposition にリニアプローブを当てます．マルセイバターサンド…ではなく左側の横隔膜がみえます．横隔膜厚の呼吸性変化をみます．吸気時にしっかり膨らみがみえます **図5a**．このように，横隔膜は吸気時に肥厚して呼気時に薄くなります．

　次に，体右側の zone of apposition にリニアプローブを当てます．呼吸性変化をみましょう．吸気時にも横隔膜の厚さがほとんど変化しません **図5b**．

　エコーによって**右横隔神経麻痺**であることを診断できました．

　横隔膜厚（吸気）/横隔膜厚（呼気）＞1.2 が正常と言われます．1.2 以下であれば横隔神経麻痺とされます [1]．

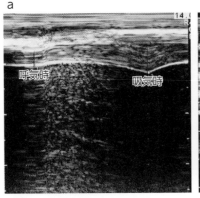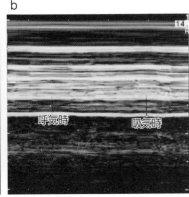

図5 横隔膜の M モード評価

a) 吸気時に横隔膜の厚さが増していることがわかる.
b) 横隔膜の厚さの変化がみられない.

　横隔神経麻痺は片側であれば無症状であることが多いですが，稀に両側横隔神経麻痺をきたすことがあり，低換気症状（Ⅱ型呼吸不全）が明確になります．しかし，胸部 X 線写真では両側の横隔膜が挙上するので，片側麻痺より胸部 X 線写真所見から横隔神経麻痺の確信（確診）を得づらいです．このようなとき，横隔膜エコーの真価が発揮されます．両側の横隔膜厚の呼吸性変化の低下所見があれば，両側性横隔神経麻痺と診断できます．多くのケースで換気補助が必要です．筋萎縮側索硬化症（amyotrophic lateral sclerosis：ALS）の診断に至ったり，肺がんの縦隔転移がみつかることもあるようです．

肺保護換気

　ARDS といった重症呼吸障害に対する肺保護換気の復習をしましょう.
　過大な 1 回換気量は肺胞を過伸展させ，また硬い肺が呼気時に縮みすぎると膨らむときにエネルギーを要し消耗するので，低 1 回換気量や高 PEEP で人工呼吸管理をすることが重視されてきました．さらに，近年自発呼吸の害がいわれます．急性呼吸障害によって患者が強い努力呼吸をしているとき，人工呼吸器からエアを押し込むタイミングと患者の吸気のタイミングが一致すると，デリケートな肺胞にダメージを与えます．暴れる自発呼吸を抑え込むために，48 時間程度に限定した筋弛緩薬投与が重視

y

y

120

y

y

y

y

されます．時間を限定する理由は，筋弛緩薬投与により不動となることで横隔膜を含めた呼吸筋や全身の筋力低下を引き起こす可能性があることや，筋弛緩薬自体が神経麻痺を引き起こす可能性があるからです．さらに，多くの ARDS は背側に巨大な無気肺が形成されるため，長時間の腹臥位療法（16 時間/日）が重視されます．このように，従来の人工呼吸は，「肺保護（肺胞の保護）」を重視してきました．

VIDD

呼吸において横隔膜は中心的な働きをする筋肉であり，従来「疲れを知らない」筋肉と捉えられてきました．しかし，ナイーブな筋肉であることがわかってきました．人工呼吸器の設定が過剰でも，あるいは過小でも，**VIDD（ventilator-induced diaphragmatic dysfunction：人工呼吸器誘発性横隔膜機能不全）**という状態を生み出し，呼吸器離脱困難につながるケースがあります．酸化ストレスの影響や，プロテアーゼによる筋細胞分解作用などさまざまな機序がいわれます[2]．

横隔膜は甘やかしすぎても，スパルタにしすぎてもうまく働けなくなるということになります．めちゃくちゃ面倒くさいヤツです（いませんか？あなたの周囲にもこんな人…）．

横隔膜保護換気と横隔膜機能評価

ICU 領域にとって重要なのが，人工呼吸管理中の横隔膜保護換気と横隔膜機能評価です．近年登場しブームが始まった分野です．

呼吸器設定が甘やかしすぎ（過剰サポート）なのか，スパルタすぎ（過小サポート）なのかをどのように評価するかという指標が，**横隔膜厚変化率（⊿Tdi）**です．呼気終末と吸気終末の横隔膜の厚さ（Tdi）の変化率を計算したもので，**⊿Tdi＝（吸気 Tdi −呼気 Tdi）/呼気 Tdi×100（%）**で表現されます．この⊿Tdi が 15〜30%の範囲に入ると，横隔膜にとってほどよい換気サポートであり，人工呼吸器離脱は順調に進むといわれます[3]．逆に，⊿Tdi がこの範囲より小さい場合は過剰サポート（休ませすぎ），また大きい場合は過小サポート（働かせすぎ）ということになり，いずれの場合も横隔膜の機能が低下するため呼吸器離脱は遅れると考えら

れます．そうならないように横隔膜保護換気では，**適切な⊿Tdiとなる**
ように呼吸器設定を見直します． このように，エコーは横隔膜保護換気に
おいても有用です．

肺保護換気と横隔膜保護換気はときとして両立し得ない

　肺保護換気は，特に肺傷害が強いフェーズにおいて極力換気量を抑えて
肺にかかるストレスを下げる方向を狙います．しかし，それは横隔膜に
とっては過小サポートをきたしかねないです．肺保護換気のための筋弛緩
薬使用も横隔膜機能によい効果はないです．

　よって，肺保護換気と横隔膜保護換気の両立が無理であるとき，どちら
かを選ばなければなりません．**肺保護換気の遂行を優先**させます．横隔膜
保護は二の次です．肺胞はデリケートであり，肺に決定的なダメージを及
ぼすと不可逆的になりやすいです．一方，横隔膜保護機能は，一度低下し
ても時間をかけてリハビリ，栄養調整をすることで回復するといわれてい
ます．

Zone of apposition で横隔膜をみる！
・横隔膜は吸気時に厚く，呼気時に薄くなるのが正常．
・ほとんど厚みの変化がなければ横隔膜機能不全．
・横隔膜保護換気設定の指標にもなる．

【参考文献】
1) Boon AJ, Sekiguchi H, Harper CJ, et al. Sensitivity and specificity of diagnostic ultrasound in the diagnosis of phrenic neuropathy. Neurology. 2014; 83: 1264-70.
2) 竹内宗之．呼吸仕事の評価．Intensivist. 2018; 10: 535-44.
3) Goligher EC, Dres M, Patel BK, et al. Lung- and diaphragm-protective ventilation. Am J Respir Crit Care Med. 2020; 202: 950-61.

JCOPY 498-13058

エコーを胸腔穿刺・胸腔ドレーン留置に活用する

　　ある日の ICU. 若手救急医（卒後 4 年目）に胸水除去目的の胸腔ドレーン留置を依頼した. かなりしっかりした医師であり, 任せるつもりでいたが, 穿刺の準備をしているシーンをふとみると, かなり頭側から穿刺しようとしている.
　　筆者「どこらへんから穿刺するつもり？」
　　若手救急医「第 5 肋間ぐらいですかね. 胸腔に余裕で入ると思います.」
　　筆者「Do no harm. やで. どんなときでも確実な業務を心がけなければならない. エコープローブに清潔カバーをつけて渡すので, のぞいてみよう.」
　　穿刺しようとしていた部分は肺と肝臓の境界部分であり, 横隔膜がみえていた.

胸腔穿刺・胸腔ドレーン留置時にエコーは必須

　　胸腔穿刺や胸腔ドレーン留置の際にもエコーは重要です.

　　また, 合併症が許されない現代医学において, 気胸に対するドレーン留置であれば, 可能であれば胸部 CT 画像が欲しいです. 肺の一部が胸腔に癒着しながら虚脱しているとき, 癒着部位付近にたまたま胸腔ドレーンを挿入しようとすると, 肺を傷つけかねません.

　　気胸で胸腔ドレーンを入れる場合には, たとえ胸部 X 線写真や胸部 CT 画像などで診断がついていたとしても, 手技の直前, 手技を行う患者姿勢（多くは仰臥位）でのエコーによる評価が望ましいです. 自分が刺そうとしているその部位に**正常肺がないこと**, そして**肝臓などの臓器が重なっていないか**をしっかり評価します.

　　気胸治療目的の穿刺であれば, 穿刺を予定する部位に正常肺がないことを, 縦線（B ライン, lung comet）なし, lung sliding なしのあわせ技で判断します. **縦線がみえたときは「ちょっと待て, 本当にここ刺して大丈夫か？」と思い留まらないといけません**.

　　胸水の場合はもっと簡単です. そこにエコーで黒く抜けた胸水があれば

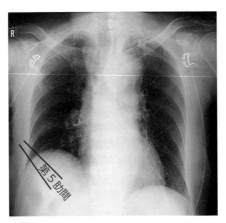

図1 臥位で撮影された胸部 X 線写真
第 5 肋間はほぼ肝臓に近接している.

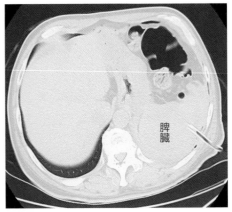

図2 左膿胸に対して胸腔ドレーンを留置するつもりが腹腔に入りさらに脾損傷を起こした症例

脾臓

肺はありませんからそこを刺せばよいです.また,肝臓などの腹腔内臓器があればそれもみえます.絶対穿刺してはなりません.

　例えば,立位で胸部 X 線写真撮影をし,気胸の診断がなされたとき,「さあ,胸腔ドレーンを留置しよう!!」とストレッチャーに寝かせます.注意が必要です.**臥位時の人間の横隔膜は我々が思うよりずっと頭側にあります**.臥位で肝臓上縁が第 5 肋間,肥満患者や腹部に病変がある患者であれば横隔膜が圧迫されるためもっと上にあるケースがあります **図1**.胸部 X 線写真でみると第 5 肋間はそれほど頭側であるようにみえないケースが多いですが,実際の体表における第 5 肋間はかなり頭側です.読者は,ぜひ一度自身の第 5 肋間を探してみてください.第 2 肋間(第 2~3 肋骨の間)は胸骨柄から横にスライドでしたね(➡ p.63).

　体表メルクマール法のみでドレーンを刺すと,肝臓や脾臓をズブズブと刺すことになりかねません.考えるだけで恐ろしいです.実際,経験豊富なベテラン医師が肝臓を貫き横隔膜を経由して胸腔ドレーンを留置,あるいは脾臓を貫いて腹腔内にドレーンの先端が迷入したケースを目にしたことがあります **図2**.エコーによる横隔膜の位置確認がなされていませんでした.「ICU のエコーが他病棟に貸し出されている.まあ,いいか」といった状況も関係しました.

JCOPY 498-13058

　消毒前にエコーで穿刺部位を確認，マジックで印をつける　が多いと思いますが，安全に刺せる範囲が狭そうといった難症例であれば，リアルタイムエコーをしましょう．すなわち，中心静脈カテーテル留置と同様に，プローブに清潔カバーをつけエコー画像をみながら穿刺します．

　本穿刺前に局所麻酔薬を穿刺部位に使用しますが，その際ときおり陰圧をかけ，気胸であればエア，胸水直上を穿刺するのであれば胸水のリターンが得られるかの確認が重要です．「局所麻酔の役割は，麻酔だけでなく，穿刺部位の情報収集」は重要な医療格言です．針がどれぐらいの深さとなったときリターンがあるのかを記憶し，本穿刺時の参考とします．

胸腔穿刺部位

　重症患者に胸腔ドレーン留置を狙うとき，穿刺部位は非常に重要です．ドレーンを留置するとき，部位が背中であると患者が仰臥位になったとき挿入部位が非常に痛いため，背部は避けます．ただし，膿胸は周囲に癒着を伴うため，背中からの穿刺があり得ます．

　ドレーンの先端をどこに位置したいのかも，明確に意識しなければなりません．基本的に，気胸であれば肺尖部付近に，胸水であれば背部，横隔膜の上付近に先端を置きたいです．膿胸であれば，膿にドレーン先端が入らないと意味がありません．

> **筆者に胸腔ドレーン留置方法を教えてくれた先輩医師**
> 　胸腔ドレーンを留置するときは，**わざと気胸を作る**んやで．ペアンで肋間を進むと胸膜にぶつかる．そこでペアンの先端を押しつけて開き，しっかり胸膜を破るんや．気胸であればプシューと音がするし，胸水の量が多ければ胸水が出てくる．同じルートを通ってドレーンを入れればよい．肺は縮小しているので安心して入れることができる．

胸腔ドレーン留置の実際 図3 図4

　留置方法は医療者によって方法が違いますが，オーソドックスと思われる方法を紹介します．先が曲がったペアン 図3 を用意します．
　① 肋間は非常に痛みに敏感な部位です．穿刺する肋間より下の肋骨前面から，ドレーンが通る部分までしっかり局所麻酔薬を浸潤させま

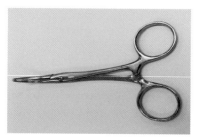

図3 曲がりのペアン

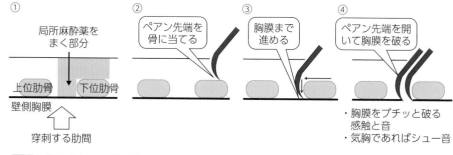

① 局所麻酔薬を
まく部分

上位肋骨　下位肋骨
壁側胸膜
穿刺する肋間

② ペアン先端を
骨に当てる

③ 胸膜まで
進める

④ ペアン先端を開
いて胸膜を破る

・胸膜をブチッと破る
感触と音
・気胸であればシュー音

図4 胸腔ドレーンが通過するルートを作る手順

す.

② 肺尖部を目指すドレーンであれば，ドレーンが通過する肋間よりや
や下で，皮膚をドレーンの太さの1.5~2倍程度切ります．「思い
切って大きく切れ」と教育する施設もありますが，筆者はドレーン
留置中や抜去後皮膚を縫う必要がない程度の大きさであったほうが
よいと考えます．肋間よりやや下から挿入する理由は，通過部がト
ンネルとなり固定性がよくなるからです．

　次にペアンの先端を開け閉めしながら皮下組織を肋骨に当たるま
で進めます.

③ 肋骨に当たったら，肋骨の上を歩くようにペアン先端を進めます.
肋骨上縁まできたら，肋骨の上縁をすべるように胸腔側に先端を進
めます.

④ 胸膜（壁側胸膜）に当たります．胸膜は非常に丈夫な組織なので簡
単にわかります．ペアンの先端に圧をかけながら，先端の開閉動作

126

をすると胸膜が破れます．ブチッと胸膜が破れる感触がわかり，気胸であれば胸腔の空気が外界に漏れシューという音が聞こえます．この胸膜の孔がしっかりした大きさであることが重要であり，ペアン先端を何回も開閉し，しっかり孔を開放します．

胸腔ドレーンによる肺動脈穿刺事件

　胸腔ドレーンには穿刺するため内部に先端が鋭利な金属針が入っています **図5**．胸腔ドレーンと内部の針をセットで使用し先端を胸膜に押し当て突き破るためです．「片手はドレーンの先端から3cm程度を握り，ドレーンが深く入りすぎないようにする」といった教育がなされましたが，勢い余って深く入りすぎる事件をかつてよく耳にしました．

　筆者は研修医時代，胸腔ドレーンで肺動脈を穿刺した事件を耳にしました．「胸膜を貫くために胸腔ドレーンに力を入れたら，思わぬ深さまで一気に入った」という事件でした．担当医が金属針を抜いたところ，ドレーンから恐ろしい量の血液が出てきたそうです．その担当医が偉かったのは，金属針を戻しただちに心臓血管外科医に相談したことです．人工心肺管理下にドレーン抜去と血管修復術が行われ患者は救命されました．

　担当医が驚いてドレーンを抜いていたら患者は即死していたでしょう．

　このように**ドレーンや血管内カテーテルよって組織を傷つけたと判断したとき，すぐに抜かない**　ことは重要です．

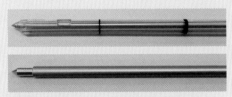

図5　胸腔ドレーン先端と内部の金属針
上段）金属針を入れた胸腔ドレーン
下段）内部の金属針

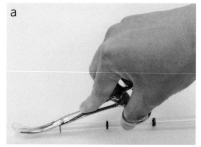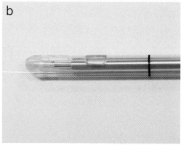

図6 胸腔内挿入時の胸腔ドレーンの扱い方

⑤ 読者は，胸腔ドレーン内部の金属針の恐ろしさを知らなければなりません．よって，近年は，ドレーン先端にルートを作らせるのではなく，④のようにあらかじめルートを作り，そのルートに胸腔ドレーンを通過させるのが主流の考えです．さらに2通りの胸腔ドレーン挿入方法があります．

・胸腔ドレーンから金属針を抜去する．先端をペアンでもち，胸腔に至るルートを通過させる．先端が胸腔内に入ったところでペアン先端を開きドレーンを進める **図6a**.

・胸腔ドレーン先端から金属針を1cm程抜いた状態で使用する **図6b**. すでに胸腔へのルートができています．慎重にそのルートにドレーンを通します．先端の抵抗がなくなった部分でドレーンを胸腔と平行にし，胸腔ドレーンだけを進めます．

どちらのやり方も意外に難しいです．慣れない手技者であれば，肋骨と壁側胸膜の間の組織にドレーンを留置する事件が起こりがちです．スムーズにドレーンが進まないとき手順③④を繰り返し，ルートをしっかり開放します．

胸腔ドレーンの固定は意外に難しい **図7**

気胸の場合のドレーンの標準挿入部位と言われる第4肋間前腋窩線付近から胸腔ドレーンを肺尖部に向けて挿入したとします．胸腔ドレーンを2カ所程度で固定することが多いですが1cmぐらいずれて固定するのであれば実質的に1点で固定したのと同じです **図7a**.

JCOPY 498-13058

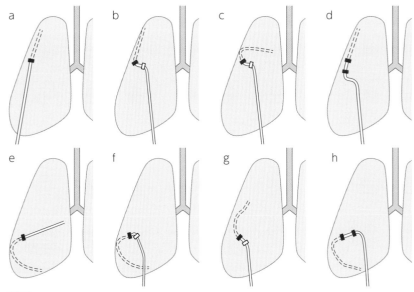

図7 胸腔ドレーン先端はあらぬ方向を向きやすい
赤）手技者による糸固定，白）看護師による固定

　胸腔ドレーン挿入後は看護師に業務を引き継ぐ病院が多いでしょう．例えば，ドレーンにつながるチューブが胸部前面を通るように湾曲がつけられたとします **図7b**．
　そうすると，肺尖部に向かうことをイメージしていたはずのドレーン先端があらぬ方向を向くケースが多いです **図7c**．運が悪ければ先端が葉間に入り，「このチューブ，うまくきていないな」となることもあります．
　胸腔ドレーンチューブはプラスチックでできています．「まっすぐ」を保とうとする性質があります．よって，イメージした先端位置をキープしたければ間隔を5cm程度離して2点で固定しなければなりません **図7d**．2点で固定すれば，その末梢に湾曲をつけても先端の位置に影響しません．
　ドレーンの先端を，背側横隔膜直上に置きたいときがあります．挿入時からプラスチックの直進性を考えて挿入しなければなりません **図7e**．
　しかし，そこまで工夫して入れても，1カ所固定で，体外のチューブを下

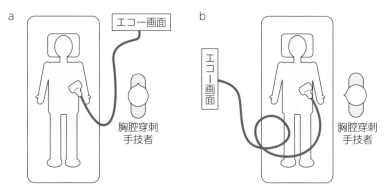

図8 胸腔穿刺時，手技者とエコー本体はベッドを挟んで位置しなければならない

方向に固定すると **図7f**，ドレーンは上方に跳ねます **図7g**．ドレーンの先端をキープしたいなら **図7h**，ドレーン挿入時から2点固定するまで方向を保持し続けなければなりません．

エコー本体の位置も重要

　病変側の胸腔と同側にエコー本体を置いて評価し，そのまま穿刺業務に移るシーンは珍しくないです **図8a**．むしろ，このスタイルのほうが多数派かもしれません．

　胸腔を刺す針の向きと，手技者の目線が全く別方向です．エコー画面と，胸腔ドレーンをもつ手元を目線が激しく移動することにもなります．自分が患者であったら怖くないでしょうか．手技がうまくいくときは適当にやっても問題とならないです．しかし，手技がうまくいかないとき，こういった「小さなこと」が集中力をそぎます．

　また，プローブとエコー本体を同側に置くと，重量があるプローブのケーブルの重心がベッド外となりプローブが床に落下しやすくなります．超精密機器であるプローブ破損や画質低下の原因となります．

　プローブを大切にしない医療者にエコーを使用する資格はありません．

JCOPY 498-13058

外傷初療と FAST と EFAST

> **ER 研修中の研修医の嘆き**
> JATEC に基づいて外傷初療をしろと指導医に言われたけど，どうすればよいのだろう．EFAST もやっといてね　と言われたけれど，どうすればよいのだろう．

　かつて，ER に重症患者が搬送されたとき，「全身状態の安定化」など重視されませんでした．瀕死の患者の点滴確保もせず，挿管・人工呼吸もせず CT 室に連れ込み心停止などという悲劇はどの施設でもあったはずです．読者は心肺停止患者の造影 CT 画像をみたことがあるでしょうか．右心だけ強く造影剤で染まる異様な画像です．

　外傷，特に多発外傷においては特にそれであったと感じます．外傷の評価に CT 画像（特に造影 CT 動脈相と平衡相）が重要であることは間違いないです．外傷外科医を名乗る医師が在籍する病院はごく少数です．「重症外傷が来院しそうであれば，その時点で連絡しましょう」と教育されるものの，それら画像所見なくして外科系医師や放射線治療医は相談に乗ってくれません．画像で決着をつけたい思いが拙速な CT 撮影につながりがちでした．

　防ぎ得た死（preventable death）の減少を使命とし外傷教育を標準化するために，JATEC™（Japan Advanced Trauma Evaluation and Care）が設立され，外傷初期診療ガイドライン[1] の作成と，実践的なトレーニングコースの定期開催が行われています．救急専門医を取得するために JATEC 受講はマストですが，本来，外傷を診察する外科系医師は皆受講すべきです．フィジカルアセスメント教育にも時間が割かれるので，外傷だけでなく重症患者全般の初期対応に役立ちます．JATEC は内容が濃いため入念な事前準備が求められており，実際かなり事前準備をして臨まないと，受講の 2 日間，嫌な汗をかくこととなります．

本 chapter では，JATEC における外傷の標準的な診療手順とエコーの関与についてまとめてみましょう．

事前準備と第一印象の把握

外傷患者が到着してから標準予防策を講じるのでは遅いです．帽子・ゴーグル・ガウン・手袋などを着用し，あるいはエコーの立ち上げといった一連の医療資機材の準備をします．温めた輸液の準備も重要です．リーダー医師も決めておきましょう．

救急車から患者が降りて初療室に移るまでの間に，患者の重症度と ABCDE（後述）のどこに問題がありそうなのか印象を得ます．話しかけて返答の言葉があれば，気道開通（A）や中枢神経（D）に問題はなさそうです．頸部や胸部を観察することで呼吸状態（B）の評価をします．患者の手や腕に触れることにより冷や汗があれば循環（C）の異常があり，冷たければ低体温（E）があることとなります．瞬間フィジカルアセスメントですが，外傷に限らずこういった能力は重要です．この情報把握はストレッチャー移動する患者にインタビューするように行います．移動を妨げてはなりません．

Primary survey

JATEC における患者評価の要諦は primary survey と secondary survey を定めたことにあります．

Primary survey は A ⇒ B ⇒ C ⇒ D の順に行います．異常があった時点において必要な蘇生処置をただちに行います．例えば，窒息（A の異常）があれば，B の評価に進まず当然窒息の解除を行った後，B の評価に進みます．よって，評価のポイントとやるべきことをセットで覚えなくてはなりません．

おそらく患者は頸椎カラーが装着されて搬送されています．頸椎の無事が確認されるまで，頸椎保護に努めなければなりません．

JCOPY 498-13058

A（Airway，気道）の評価と気道確保

「見て，聞いて，感じて」を重視します．

気道閉塞所見がある，あるいは気道がいつ閉塞してもおかしくないような状態にないかを評価します．吸気時に胸部は挙上し腹部は凹む**シーソー呼吸**や，吸気時に気管が下方に引っ張られる**気管牽引**といった所見は気道閉塞を示唆するのでただちに解除します．また，顔面・口腔に損傷，熱傷，出血，異物があるといった気道閉塞をきたしてもおかしくないので，異物除去や気道確保を考慮します．気管挿管が困難であれば，輪状甲状靭帯切開など外科的気道確保を行います．

「痛い，痛い」といった発声があれば，気道開通 OK と判断できることも押さえてください．

B（Breathing，呼吸）の評価と致死的な胸部外傷の処置

呼吸障害と，致死的な胸部外傷の評価・対処をします．視診，聴診，触診，打診のすべてを動員します．「みて，聴いて，触って，叩いて」です．

• 視診：素早く頸部をみて静脈怒張，気管偏位，胸鎖乳突筋などの呼吸補助筋の使用などを確認します．次に胸部をみて体表上の創傷，胸郭運動の左右差，変形，動揺がないかを確認します．当然刺創の有無などを確認します．呼吸数のチェックも重要です．

• 聴診：呼吸音の左右差，喘鳴，心音の異常を評価します．シリアスな外傷において心音をじっくり聴く余裕はありません．また腹部膨隆がないかなど腹部の視診は重要ですが，腹部の聴診の価値は低く，行いません．

• 触診：胸郭運動や変形，動揺をチェックします．左右の前胸部の上部・下部の計4カ所程度を軽く圧迫し評価します．例えば，どうみても陥没している部分に強い圧迫を加える必要はないです．肋骨骨折があれば強い痛みを訴えます．手の感触でわかることもあります．皮下気腫があれば，握雪感として認識できます．

• 打診：一側の鼓音，あるいは濁音により，気胸や大量血胸の評価をします．

Bの項目で特に検出したいのは，大量の気道出血，肺挫傷を伴うフレイルチェスト，開放性気胸，緊張性気胸，大量血胸です．これらはただちに

対処をしないと命を落としかねない損傷です．必要であれば陽圧換気，胸腔ドレーン挿入といった処置を行います．緊張性気胸があると判断されるのであれば，陽圧換気の前に脱気処置を行います．

C は評価だけでなくマスト業務が多くある

B までは評価がありその内容次第でやるべきことがありました．

C はマスト業務が 3 つあります．活動性出血の止血，静脈路確保・輸血の準備，画像による内出血の検索です．

C（Circulation，循環）の評価

血圧の情報は重要ですが，1 つの情報にすぎません．血圧が下がるのは相当出血してからなので，そこに至る前にキャッチし対処を開始しなければ手遅れになります．「血圧があってもショック（の前兆）をつかまえてやる」といった意気込みが重要です．

C の評価のポイントは，**皮膚，脈，意識**と言われます．**皮膚**が蒼白や逆に暗紫色であると，ショックのサインと考えられますし，また冷汗でじっとりしているのもショックを強く示唆します．筆者は外傷に限らず患者の重症度が中等症以上の可能性がある患者のファーストタッチ時点で必ず皮膚を触ることにしています．

指の爪を圧迫した後に色調が回復するまでの時間をみる**毛細血管再充満時間（capillary refill time：CRT）**の評価も有用です．

脈については強さ，速さ，整・不整を評価します．脈が触れない，あるいは触れても弱く，速いようなときはショックがあると考えます．成人で120/分以上の頻脈もショックを想定します．筆者であれば，100/分以上の外傷⇒どこかに出血しているに違いない　といった気持ちで検索に入ります．

高齢者，アスリート，β ブロッカー・Ca チャネルブロッカー内服患者，ペースメーカー患者，低体温患者などでは頻脈をきたしにくいため注意が必要です．

JCOPY 498-13058

C（Circulation, 循環）における活動性出血の止血（外出血のコントロール）

例えば，下腿に動脈性出血をしているなら圧迫止血が必要です．頭皮からの大量出血の頻度は多いですが，丁寧に止血すると時間がかかるためステープラーによる止血や迅速な縫合止血が許容されています．

C（Circulation, 循環）における静脈路確保・輸血の準備

●静脈路確保

できる限り太い血管に点滴路を 2 本以上確保します．骨盤骨折や下大静脈損傷リスクを考え上肢からの確保が推奨されますが，筆者は原則と考えます．上肢から 1 本取れれば，もう 1 本は下肢でも仕方ない　はあり得ます．また，1L 程度細胞外液や生理食塩水の輸液をし，血圧が不安定であるとき何らかの活動性出血を疑うことになります．

●輸血の準備

一般の医療において消極的輸血方針が通常です．読者は，外傷による出血に対して積極的輸血が時として重視されることを知らなければなりません．

ヘモグロビンと赤血球輸血　コーヒーを半分こぼしてもコーヒーの濃度は変わらないですよね．出血初期のヘモグロビン（Hb）濃度は出血の程度に応じて低下していません．時間経過に応じて，細胞間質液の血管への流入や我々の輸液により希釈されて真のヘモグロビン濃度となります．よって，外傷初期の Hb は高くても「実は低いかも」と思わなければならず，低ければ「これは相当やばいな」と思わなくてはなりません．よって，例えば「Hb 12g/dL あるけれど RBC の準備をしよう」はあり得ます（準備することと即輸血は別問題です）．

フィブリノゲンと新鮮凍結血漿輸血　血管壁損傷があるとき，まず血小板が損傷部位を覆い（一次止血），次にその上をフィブリノゲンがフィブリンとなり網状に血小板の上を覆い血栓を強固なものとします（二次止血）．外傷のアンコントローラブルな出血において従来血小板数が重視されてきましたが，血小板数と同じに，あるいはそれ以上にフィブリノゲンが重視されていることを知らなければなりません．そしてフィブリノゲン

の体内貯蔵量が少ないため，大量出血によって凝固因子の中でフィブリノゲンが真っ先に枯渇します．**止血のために死守しなければならないフィブリノゲン値は 150mg/dL** です．150mg/dL 以上をキープすべく，早期からの FFP 輸血が重視されます．よって，来院時の血液凝固検査においてもフィブリノゲンを測定しなければならないし，適宜フィブリノゲン再検をしなければなりません．150 という数字を覚えてください．

1:1:1 輸血方針　外傷による大量出血においては，止血能の破綻を防ぐために，あるいは止血能回復を促すために，RBC：FFP：血小板製剤＝1:1:1 で輸血する考えが主流です．よって，輸血の準備においてもそれを意識してオーダーしなければなりません．筆者であれば，RBC，FFP，血小板製剤のそれぞれを 10 単位ずつオーダーすることが多いです．

C（Circulation，循環）における画像による内出血の検索：胸部・骨盤部 X 線写真

　ここでいう X 線写真は ER におけるポータブル X 線写真です．蘇生に全く向かない X 線検査室はあり得ません．よって，迅速に primary survey を進めるためには放射線技師とポータブル X 線写真撮影装置を ER にスタンバイすべくコールしておかなければなりません．

　なぜ胸部・腹部 X 線写真ではなく，胸部・骨盤部 X 線写真なのかしっかり理解しましょう．

胸部 X 線写真　先に大量の気道出血，肺挫傷を伴うフレイルチェスト，開放性気胸，緊張性気胸，大量血胸などを重視することを書きました．それらを検索する目的です．

骨盤部 X 線写真　外傷においてかつて，骨盤骨折は頭部外傷とならび主死因の 1 つであったことを知らなければなりません．

　総腸骨動脈は腸骨前面で下肢に向かう外腸骨動脈と内腸骨動脈に分かれます **図1**．内腸骨動脈は仙骨と腸骨の接着面である仙腸関節の前を下行します．

　骨盤が前面から圧力を受けたとき，前面の恥骨結合が離開し骨盤前面が開きます．その際，ヒンジ（蝶番）となるのが仙腸関節です．本が開くのに例えられ，open-book 型とよばれます．そして仙腸関節の前面に位置するのが内腸骨動脈です．

　要は，骨盤部 X 線写真において恥骨結合の離開所見あり⇒仙腸関節が

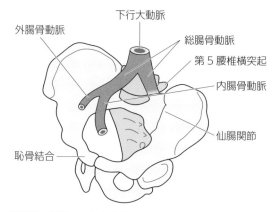

図1 骨盤と骨盤内血管の走行

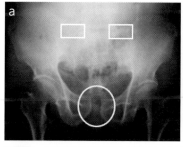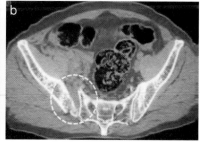

図2 骨盤部 X 線写真と骨盤部 CT 画像

a) 骨盤部 X 線写真: 恥骨離開がある (白実線丸). 本 X 線写真ではわかりづらいが第 5 腰椎横突起骨折がないかもチェックしたい (白四角).
b) 骨盤部 CT 画像: 右仙腸関節が開いている (白点線丸). 単純撮影 CT 画像ではあるが, 右仙腸関節前に血腫がある.

開いている可能性が高い⇒内腸骨動脈損傷を高い確率で合併　と発想を飛ばします **図2**. 恥骨結合離開がないかを必死でみますが, 恥骨を心配しているのではなく, 内腸骨動脈損傷を心配しているのです. 内腸骨動脈は非常に太いため損傷は即大量出血につながります. かつては開腹手術にトライし止血に難渋し不幸な予後につながりましたが, IVR (interventional radiology: 外傷においては主に血管損傷部の上流を塞栓) を用いた TAE (transcatheter arterial embolization: 経カテーテル動脈塞栓術) によって劇的に生存率が向上しました. よって, 恥骨結合

離開⇒IVRを担当する医師へ連絡といった業務が望ましいです．内腸骨動脈破綻⇒後腹膜出血となりますが，**後腹膜出血は後述するFASTで捉えられないことも押さえてください．**

また，第5腰椎と腸骨は腸腰靭帯によってつながっています．第5腰椎横突起骨折は腸腰靭帯の破綻を意味し，骨盤が垂直方向（体軸方向）に不安定であることを示唆します．X線写真において恥骨結合離開と第5腰椎横突起骨折がみられたとき，骨盤は前後方向・垂直方向の双方に不安定であることになります（完全不安定型）．

ちなみに骨盤側方（左右方向）から圧力を受けた場合は，仙腸関節は閉じる方向の圧力であるので内腸骨動脈損傷リスクは極めて低いです．

C（Circulation，循環）における画像による内出血の検索：FAST

外傷領域のエコーと言えばFAST（Focused Assessment with Sonography for Trauma）です

プローブはコンベックスを選択します．

C（循環）の評価において①心窩部⇒②モリソン窩⇒③右胸腔⇒④脾周囲⇒⑤左胸腔⇒⑥ダグラス窩の順にプローブを当てます **図3**．

エコーフリースペース（液体貯留，エコーで黒く表示される部分）がないかを調べ，どこか1カ所でもエコーフリースペースがあればFAST陽性を宣言し，ERスタッフのスイッチを入れなくてはいけません．

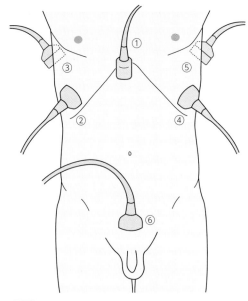

図3 FASTでプローブを当てる位置

138

①心窩部: 心嚢液貯留が
ないかをみます. 実際
には, 心臓壁の動きや
下大静脈径も超特急で
みたいです.

②モリソン窩: 肝臓と右
腎臓を描出し, その接
触面（モリソン窩）の
評価をします 図4.
**ダグラス窩と並んで腹
水がたまりやすい部位**
です. 本来接触してお
り脂肪が細い線でみえ
ますが, それが少しで

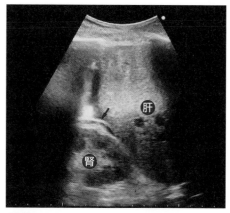

図4 FAST によるモリソン窩評価
エコーフリースペース（➡）がみられるので FAST
陽性.

も太い線であれば FAST 陽性と評価します. おそらく脂肪が厚いこ
とにより, FAST 陽性であったが CT 画像で全く所見がなかった…
という経験は多数あります. 腹腔内出血を見逃すわけにはいかず感度
重視です. 空振りも厭わない構えです.

③右胸腔: プローブを②から上方背側へ移動させ胸腔を評価します. で
きる限り背部にプローブを入れることによって少量の胸水であっても
評価できます. 肝臓の上縁（横隔膜）がわかりやすいのでそれをメル
クマールとし背部側に胸水がないかと考えてもよいです.

④脾周囲: 脾臓周囲のエコーフリースペースを検索します.

⑤左胸腔: プローブを④から上方背側へ移動させ胸腔を評価します. で
きる限り背部にプローブを入れます.

⑥ダグラス窩: まずは短軸像として膀胱を描出しプローブを倒して扇を
あおぐような動きでスキャンし, エコーフリースペースを探索しま
す. 次に長軸像を描出し, プローブを患者の左右方向に傾けるように
スキャンしてやはりエコーフリースペースを探します. 絶対に見落と
せないので2つの面で腹腔内出血を検索するのです.

Primary survey における1回目の FAST が陰性であっても**繰り返し施
行**し, 後から顕在化してくる出血をみつけることが大切です. 患者移動の

前や，ICU 入室時など節目節目で行う癖をつけたいです.

EFAST

　近年気胸の評価にエコーが活用できることを本書において解説してきました. 特に FAST に続いて行う場合を EFAST（Extended FAST）とよびます.

　EFAST は，FAST に加えて，プローブを前胸部に当てます. **第 2〜4 肋間鎖骨中線上を縦切りで評価します** 図5.

　プローブの選択は，FAST はコンベックスのみで行うので，その流れに乗ってコンベックスで行います. 所見の解釈に迷う場合はリニアにもち替えてもよいでしょう.

　JATEC におけるエコーを用いた気胸検索は，原則 secondary survey で行います. Primary survey にすでに胸部 X 線検査があります. Primary survey は素早く行うことが重要であり，あれもこれも盛り込むのはよくない，気胸に皮下気腫を伴うとき肺エコーの診断能が極めて低下する　といった理由です.

　ただし，**気胸疑いで挿管が必要な場合は primary survey で行ってよい** ということになっています. 外傷による気胸があるのに陽圧呼吸をすると，緊張性気胸となるリスクが相当あるからです.

　JATEC において緊張性気胸は，primary survey で発見対処しなければなりません. エコー所見がなくても発見しドレナージしなければならないのです. 比較的安定した全身状態であるとき secondary survey で気胸を見逃さないために EFAST を使うことになっています.

　そうではあるものの，ドレナージの準備をするほんの少しの間に，**本当に気胸だよねという一応の確認，そして刺そうと思う場所に腹腔内臓器がないこと**をエコーで確認したいです.

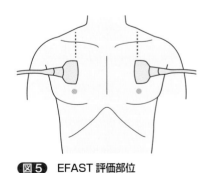

図5　EFAST 評価部位

JCOPY 498-13058

> **外傷における EFAST**
> - ①心窩部⇒②モリソン窩⇒③右胸腔⇒④脾周囲⇒⑤左胸腔⇒⑥ダグ
>   ラス窩に加えて前胸部で気胸の評価をする.
> - FAST（EFAST）は時間をおいて何度も繰り返すようにする.

Primary survey に頭部 CT 画像は入らない

　特に頭部外傷があり意識が悪い患者であれば，頭部 CT 画像を一刻も早く撮りたいという思いにかられがちです. よって，かつて頭部外傷⇒CT 室に直行　といったシーンがありました.

　しかし，仮に脳挫傷が来院直後にわかったとして（一次性脳損傷がわかったとして），その瞬間に頭部開頭手術などできません. むしろ，意識不良による浅い呼吸によって高二酸化炭素血症になれば脳圧は急上昇し二次性脳損傷につながります. 低酸素血症を放置しても二次性脳損傷につながります. あるいは緊張性気胸のまま CT 室に移動し心停止すれば目も当てられません. よって，**primary survey は頭部 CT 画像を含まない**はポイントです.

　あくまで ABC の評価と蘇生処置を行う primary survey を完遂させなければなりません. そして全身の安定化をしてはじめて secondary survey に進むことが許されます.

切迫する D の評価

　D とは中枢神経障害（dysfunction of central nervous system）です.

　特に外傷による脳出血や脳挫傷による頭蓋内占拠病変による脳圧亢進は，緊急開頭手術が急がれます. JATEC においては，GCS（Glasgow Coma Scale）8 点以下（Japan Coma Scale 30 以上），意識レベルの急激な悪化，左右の瞳孔不同，片麻痺，脳ヘルニアを示すクッシング現象（急激な頭蓋内圧の亢進による血圧上昇と徐脈）を**切迫する D** とよび，生命を脅かす中枢神経障害として重視します.

　よって，GCS 評価をごく短時間で行います. 後述しますが，secondary survey のトップに頭部 CT 検査があります. 挿管・人工呼吸がなされていなければ，二次性脳損傷回避のために「ABC は安定していますが，

切迫する D がありますので気道確保の上，人工呼吸を開始します」です．

Exposure and environmental control（脱衣と体温管理）

ABCDE の E ですが，実際には ABCD の後ではなく，患者搬入時から同時進行的に服を切るなど脱衣をします．体表観察のためにも重要です．

外傷患者は容易に低体温となり，低体温となると出血が止まらなくなります．来院時から体温保持の努力をしなければなりません．1 本目から温めた輸液を使用します．冷たい輸血など論外です．

背中の観察は secondary survey で行うのですが，背中に重大な損傷があり得そうなときは，脱衣をしながら primary survey で行います．もちろん頸椎保護に努めなければなりません．

Primary survey の総括

怒濤の勢いで ABCDE の評価や処置を行ってきました．多くの医療者で ER は混乱しているはずです．リーダー医師が，それまでの流れを総括しなければなりません．

> **Primary survey の総括の例**
> バイク事故の男性に対して，来院時，意識はありましたが浅い頻呼吸であったため気管挿管し人工呼吸管理をしています．末梢冷汗がありショック状態です．現時点では，気胸など胸部外傷は疑っていません．モリソン窩において FAST 陽性であり腹腔内出血の可能性を疑います．骨盤 X 線写真において異常所見は認めませんでした．Secondary survey に移りましょう．頭部 CT 画像も含めた全身造影 CT 画像撮影をします．

JCOPY 498-13058

Secondary survey

「切迫する D」と判断した場合 secondary survey のトップに当然，頭部 CT 画像があります．また多くの病院において高性能 CT が導入されており，全身造影 CT 画像を一気に撮ります（trauma pan-scan）．体幹撮影は頸部を含めて骨盤まで行います．体幹は，単純 CT 画像，造影 CT 画像の動脈相と平衡相を撮影します．

ここからは，必要に応じて多くの専門医の力を借りながら，全身の精査を進めていきます．病歴聴取（AMPLE：A アレルギー，M 服薬中の薬剤，P 既往歴・妊娠の有無，L 最終の食事，E 受傷機転・現場の状況）や感染対策も行われます．ただし，**循環動態が不安定となったときは，ABC に戻り再評価**することが重要です．FAST（EFAST）も継続的に行いましょう．

Primary survey はスピードを重視しましたが，しっかりとした評価を行います．

本書は外傷のテキストではなく細かくなるので，second survey の詳細は他書に譲りましょう．

FAST・EFAST の実践機会は膨大にある

3 次救急救命センターでなくても，外傷を受け入れる病院であれば毎日のように外傷患者が搬送されますよね．軽傷であっても外傷はエネルギーがどのように体を貫いているかわかりません．「足を打っただけ」であっても，FAST や EFAST を積極的に行い，記録を残しましょう．医療防衛にもなります．

正常所見であっても膨大な数をみることに意味があります．ただし，毎回真剣にやらないと意味がなくエコー能力も向上しません．また，EFAST はセクハラと受け取られないように，施行対象への気配りが必要です．どのような目的で検査しているかもきちんと説明しましょう．

【参考文献】
1）日本外傷学会，日本救急医学会，監修．改訂第 6 版 外傷初期診療ガイドライン JATEC．へるす出版；2021．

索 引

欧文・数字

2 point study	106
2 point study の意義	107
A プロファイル	36
A/B プロファイル	36
A ライン	5
B プロファイル	36
B ライン	13
B ラインの特徴	16
bleb point	60
BLUE-protocol	35
BLUE-protocol の診断精度	39
BLUE-protocol 提唱部位	40
C プロファイル	37
compression test	100
CRT（capillary refill time）	134
CTA（comet tail artifact）	18
D-dimer	91
D-shape	91
DOPE	77
DVT（deep vein thrombosis） 90, 93, 100	
DVT の発生と進展	105
DVT 治療	109
E ライン	18
EFAST	131, 140
FAST	131, 138
FAST でプローブを当てる位置	138
FAST によるモリソン窩評価	139
IVC フィルター	110
IVC フィルターの適応	111

JATEC™（Japan Advanced Trauma Evaluation and Care）	131
lung comet	17, 23
lung rocket	15
lung sliding	5, 23, 35, 51
Modified Wells Criteria	91
multiple B line	15
PLAPS（posterolateral alveolar and/ or pleural syndrome）	37
PLAPS-point	40
primary survey	132, 142
quad sign	81
rt-PA（recombinant tissue-type plasminogen activator）	94
seashore sign	51
secondary survey	132, 140, 143
spatial compound	23, 86
stratosphere sign	51
tissue-like sign	79
VIDD（ventilator-induced diaphragmatic dysfunction）	121
Wells Criteria for DVT	101
Z ライン	18
zone of apposition	117

あ行

圧迫試験	100
アルテプラーゼ	94
いきつめ	77
エコー深度	26
炎症肺	84
横隔神経麻痺	119

横隔膜エコー	117	
横隔膜機能評価	121	
横隔膜保護換気	121	
音響インピーダンス	8	

か行

カーテンサイン	53	
外傷初期診療ガイドライン	131	
外傷初療	131	
下肢静脈エコー	100	
下肢静脈の部位によるDVTの名称	104	
下大静脈フィルター	110	
片肺挿管	76	
カラードプラ	100	
偽 lung point	58, 60	
偽性気胸	68	
偽性緊張性気胸	70	
胸腔穿刺	123	
胸腔ドレーンの固定	128	
胸腔ドレーン留置	123	
胸膜コンプレックス	3	
胸膜コンプレックス同定を怠ると…	31	
胸膜面	45, 85	
緊急脱気	63	
緊張性気胸	47, 63	
緊張性気胸の身体診察	48	
緊張性気胸の診断方法	64	
クアッドサイン	81	
血栓溶解薬	94	
コンソリデーション	20, 37, 79, 81	
コンベックスプローブ	22, 29	

さ行

静脈血栓症	93	
初期診療において肺塞栓症を疑う所見	90	

心原性肺水腫	44, 86	
人工呼吸管理中患者における緊張性 気胸の症状と頻度	65	
人工呼吸管理中トラブルの標語	77	
人工呼吸器誘発性横隔膜機能不全	121	
深部静脈血栓症	90, 100	
生理学的 lung point	58	
赤色血栓	93	
セクタープローブ	22, 28	
切迫するDの評価	141	

た行

痰詰まり	71	
痰詰まりによる偽性緊張性気胸	73	
動脈血栓症	93	

は行

バーコードサイン	51	
肺うっ血/肺炎の病勢とエコーの関連	116	
肺エコーによる気胸診断の ピットフォール	51	
肺炎	20, 79	
肺血栓塞栓症	88	
肺梗塞	89	
肺塞栓症に対する抗凝固療法	98	
肺保護換気	120	
白色血栓	93	
バットサイン	3	
非炎症肺	84	
非心原性肺水腫	44	
日々の病棟管理	114	
フィブリノゲン	135	
フォーカス	27	
プローブの当て方のコツ	31	
プローブの種類	22	

プローブの使い分け 30
プローブを当てる部位と当てるコツ 40

ま行

毛細血管再充満時間 134
モンテプラーゼ 95
モンテプラーゼの適応と用法用量 97

ら行

リニアプローブ 22, 23
リニアプローブの注意点 28

著者略歴

恒石　鉄兵（つねいし　てっぺい）
2005 年　京都大学薬学部総合薬学科卒業
2006 年　同大学院薬学研究科中退
2012 年　徳島大学医学部医学科卒業
　　　　　医仁会武田総合病院研修医
2014 年　京都市立病院救急科専攻医
2015 年　京都桂病院呼吸器内科専攻医
2017 年　京都桂病院呼吸器内科医員
2019 年 4 月　京都桂病院呼吸器内科副医長
2019 年 10 月　京都市立病院集中治療科医員
2021 年 10 月　京都市立病院集中治療科医長
2022 年 7 月　京都府立医科大学麻酔科学教室・
　　　　　　　集中治療部助教

日本内科学会認定内科医
日本呼吸器学会専門医
日本呼吸療法医学会専門医
薬剤師

小尾口　邦彦（こおぐち　くにひこ）
1993 年　京都府立医科大学医学部卒業
　　　　　京都府立医科大学附属病院研修医
1994 年　京都第一赤十字病院研修医
1999 年　京都府立医科大学大学院卒業
　　　　　大津市民病院救急診療科・集中治療部
2011 年　大津市民病院救急診療科診療部長
2017 年　地方独立行政法人市立大津市民病院
　　　　　救急診療科診療部長
2019 年 2 月　市立大津市民病院救急診療科・
　　　　　　　集中治療部診療部長
2019 年 7 月　京都市立病院集中治療科部長
2022 年 7 月　京都府立医科大学麻酔科学教室・
　　　　　　　集中治療部病院講師
2022 年 11 月　京都府立医科大学麻酔科学教室・
　　　　　　　集中治療部講師

医学博士
日本救急医学会専門医
日本集中治療医学会専門医
日本麻酔科学会専門医・指導医
麻酔標榜医
日本集中治療医学会評議員
日本集中治療医学会機関紙編集・用語委員会委員
日本救急医学会 ICLS コース　コースディレクター
FCCS インストラクター

こういうことだったのか!!
肺エコー   ©

発　行　2022年11月30日　1版1刷

著　者　恒石鉄兵
　　　　小尾口邦彦

発行者　株式会社　中外医学社
　　　　代表取締役　青木　滋
　　　　〒162-0805　東京都新宿区矢来町62
　　　　電　話　(03) 3268-2701 (代)
　　　　振替口座　00190-1-98814番

印刷・製本/横山印刷㈱　　　　　　　〈MS・AK〉
ISBN978-4-498-13058-6　　　　Printed in Japan

JCOPY　＜(社)出版者著作権管理機構 委託出版物＞